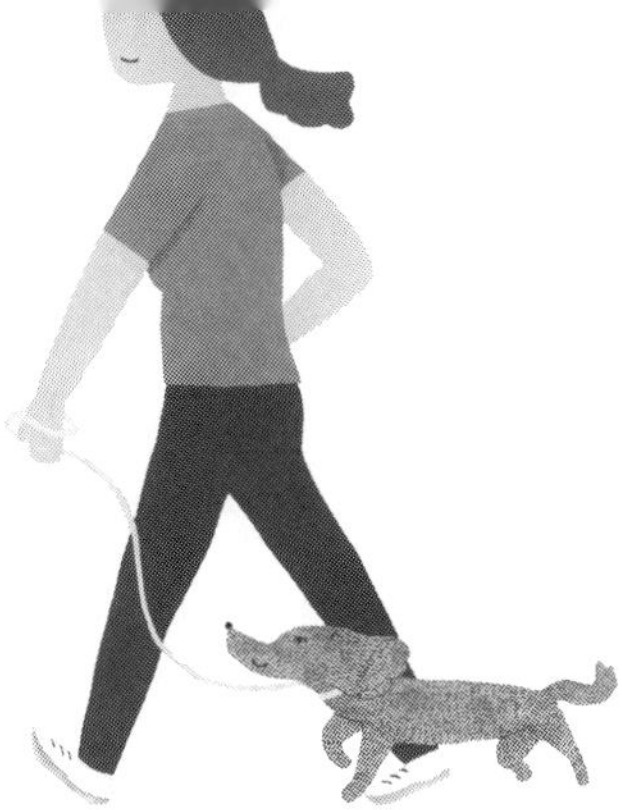

寝たきりにならない方法教えます

人生100年、
自分の足で歩く

かじやますみこ

プレジデント社

はじめに

世界でも類を見ないような超高齢社会となった日本。

元気で長生きして、あまり苦しまずに逝く「ピンピンコロリ」は、多くの人が望むものではないでしょうか。ピンピンコロリ、略して「PPK」。そんなポップな呼称もあるようです。長寿で知られる長野県に「ぴんころ地蔵尊」なるお地蔵さまが建てられるなど、「寝込まず、楽に大往生したい」との願いは切実なものになっています。

その対極にあるのが、長い寝たきりの期間を経て亡くなる「ネンネンコロリ」（こちらもNNKの略称あり）でしょう。健康に日常生活を送れる「健康寿命」と「平均寿命」の差は、男性で約9年、女性では約13年もあるとか。つまり、天寿をまっとうするまでに、それだけの長い期間、誰かの手を借りて過ごさねばならない。それが日本の現状なのです。

寝たきり、そしてその先に待つネンネンコロリを避けるためには、自分の足で立って歩けることが大前提です。

あまり知られていませんが、介護が必要になった原因の1位は筋肉、骨、関節、軟骨といった運動器の障害によるものです（全体の25％。2016年、厚生労働省「国民生活基礎調査」より）。

認知症（18％）や脳卒中などの脳血管疾患（16・6％）よりも、整形外科に関わる疾患のほうが、要支援・要介護になるリスクが高いということ。健康寿命を延ばすためには、足腰の健康がとても重要なのです。

そこで提唱されたのがロコモティブシンドローム（運動器症候群）という概念です。骨や筋肉、関節などが加齢によって衰え、「立つ」「歩く」「走る」といった動作に支障が出ること。進行すると介護が必要となり、寝たきりのリスクも高まります。

「ロコモ対策が必要だ」などと聞くと何やら難しそうですが、要は「足腰の健康に気を配り、ピンピンコロリを目指しましょう」という意味だと考えてください。

「老いは脚から」と昔からいわれるように、加齢による衰えは脚や腰にまず出る。「3人に1人がロコモ」ともいわれる日本。転倒、骨折、そして寝たきりという最悪のコースをたどらないためにも、ロコモ予防は喫緊の課題なのです。

なぜなら、わたしたちが直面しているのは「人生100年」といわれる時代。人類が経験したことのない、とんでもない長寿社会です。

誰もが100歳まで生きるという前提で、暮らし方や生き方を考えねばならない。しかも日本では、ひとり暮らしの高齢世帯が増える一方なのです。2040年には、65歳以上の日本人のほぼ4人に1人はひとり暮らしになるという推計もあるほど（男性20・8％、女性24・5％。2018年、国立社会保障・人口問題研究所「日本の世帯数の将来推計」より）。

助けてくれる同居家族がいなくとも、長い長い老後を何とかひとりで生き抜く――そのために、足腰が丈夫であることは必須ではないでしょうか。

とはいえ、がんやメタボ対策に比べて、ロコモの問題は見落とされがちです。「骨や筋肉の劣化」というテーマが地味すぎるのか、はたまた、開脚ストレッチなどの健康法と違って、おもしろみに欠けるせいか……。

ですが、何もしないまま年齢を重ねていて、ほんとうにいいのでしょうか。

やがて膝が痛くなり、何もないところでつまずき、立ったまま靴下が履けなくなり……。ついに歩けなくなったとき、「なぜ、普段から足腰を鍛えておかなかったのだろう」と後悔することは目に見えています。

寝たきりを防ぐために、ロコモ対策ほど、重要かつ効果的なものはないのです。

少し個人的な話をすると、わたしがこの問題に注目したのは、数年前、交通事故に遭い、大腿骨頸部を骨折したことがきっかけです。

人工股関節全置換術を受けて、股関節をまるごと入れ換えたこともたいへんでしたが、驚いたのはその先。寝たきりの状態が2週間くらい続いたことで、筋力がすっかり衰えてしまったのです。

事故の前とはまったく違う自分の身体に戸惑いながら、リハビリ訓練を続ける日々。無理なく歩けるようになるまでに、1年以上のリハビリが必要でした。

そのとき、「ひょっとすると、これは〝高齢になったときの自分〟を先取りしているのではないか」と気づいたのです。「筋肉が落ちると、こんなにも身体が動かなくなる。早いうちからしっかり鍛えておかないといけないぞ」と。

また、リハビリの経験から、「立つ」「歩く」「坐る」といった日常の動作にも、身体に余分な負担をかけない正しい姿勢や動作があることを知りました。見方を変えれば、これまではあまり深く考えないままに、運動器の障害につながるような動作を繰り返していたということ。

手術後のリハビリは、今までの自分の〝常識〟を覆す、新しい学び、新しい発見の連続だったのです。

そんな体験を踏まえつつ、本書では、専門家のみなさんに改めて教えを乞い、ロコモ予防に関する最新の知見をお伝えしたいと思います。

ロコモの核心、そして身体に無理のない「立つ」「歩く」「坐る」「寝る」といった日常動作について。各分野の第一人者の方々のお話は、有益であることはもちろん、知的な刺激に満ちています。

ロコモにならない姿勢や歩き方、坐り方はもちろん、100歳になっても自分の足で歩くための筋肉の鍛え方、椅子や枕の正しい選び方など、ほんとうに役に立つ知識、目からウロコの最新情報がぎっしり。

これ一冊で、ロコモ予防はもちろん、「立つ」「歩く」「坐る」「寝る」のすべてがわかる。

「ピンピンコロリで大往生」も夢でなくなる。

そんな内容を目指しました。

ロコモ予防の新常識を身につけて、健康で充実した１００年ライフを送りましょう！

CONTENTS 目次

第2章
正しく歩けば寝たきりは防げる

第3章

身体に負担の少ない「坐り方」を知る

教えてくれる人　光野有次氏

第1章 寝たきりにならないための新常識

教えてくれる人 大江隆史氏
●NTT東日本関東病院院長補佐（手術部長）・整形外科部長、ロコモチャレンジ！推進協議会委員長

寝たきりにならず、死ぬまで自分の足で立って歩く。そのためには足腰の健康が何より大切です。

加齢によって骨や筋肉、関節などが弱り、歩行などに支障が出るロコモティブシンドロームという概念も、最近はよく耳にするようになりました。ですが、「ロコモって何？」ときかれて、きちんと答えられる人は少ないのではないでしょうか。ましてや、ロコモ予防のために何をすべきか、しっかりと把握し実践している人は、ごく限られていると思います。

今わたしたちが生きる超高齢社会では、ロコモ対策が健康・長寿の要になることは間違いありません。

そこで、ロコモの名付け親であり、「ロコモ チャレンジ！推進協議会」委員長として ロコモの啓発活動にも携わる整形外科医の大江隆史先生をお訪ねし、「寝たきりにならないために、やるべきこと」を徹底的にうかがいました。

Q ズバリうかがいます。万人が願う「ピンピンコロリ」の極意、教えてください！

認知症より怖いもの

——わたしたち日本人は超高齢社会に生きています。高齢になっても元気で暮らし、周囲に迷惑をかけずにコロリと逝くというのは、ひとつの理想。そんな「ピンピンコロリ」を実現するために、何を心がければいいでしょう。

健康なお年寄りに「将来心配な病気は何ですか？」と尋ねると、大抵の場合、がんや認知症、心臓病といった答えが返ってきます。骨粗鬆症《こつそしょうしょう》（加齢などにより骨がもろくなること）による骨折など、整形外科に関わる病名はあまり出てきません。

ですが、介護が必要になる最大の原因が、骨、関節、軟骨といった運動器の障害なのです。たとえば、膝の軟骨がすり減って歩きづらくなる、股関節付近の骨が折れるといった整形外科の病気がきっかけになるケースが、全体の25％を占めている（2016年、厚生労働省「国民生活基礎調査」より）。ところが、この事実はあまり知られていません。一般的には「認知症や脳卒中によって要介護になる」というイメージが根強いのです。

――言われてみれば、確かにそうです。高齢者の場合、骨折が寝たきりにつながることも多いはずなのに、がんや認知症ばかり心配している人が多いように思います。「ピンピンコロリ」のためには、運動器を長持ちさせることがとても重要なのですね。

「運動器の疾患が、要支援・要介護の主因である」という認識があまり広がっていないことに、われわれ整形外科医は危機感を抱いています。

というのも、ご存じのように日本では、高齢化がたいへんな勢いで進んでいます。65歳以上が全人口に占める割合を示す高齢化率が7％から14％に達するまで、フランスでは115年、イギリスでは47年かかったのに、日本は24年しかかからなかった（一般に、高齢化率7％以上で「高齢化社会」と呼ばれる）。1970年に7％だったものが、1994年には倍の14%になったのです。
2007年には高齢者の割合が21%を超えて、いわゆる「超高齢社会」に。現在の高齢化率は27・7%(2017年の統計)に達し、今後もさらに上昇することが見込まれている。このまま何もしなければ、要介護となる人がどんどん増えていくわけです。

――介護を必要とする人や寝たきりの人を減らすためにも、運動器の疾患を予防することが大切なのですね。

そのとおりです。しかし、世間一般の認識は非常に低い。そこで社会的に啓発を行い、学問としても研究を深めるため、2007年、日本整形外科学会は新たに「ロコモティブシンドローム」という概念を提唱しました。
ロコモティブシンドロームとは、骨、関節、軟骨、椎間板、筋肉といった運動器が衰えて障害が起こり、「立つ」「歩く」といった(移動するための)機能が低下した状態のこと。これが進行すると要介護や寝たきりのリスクが高まります。

ロコモを流行語に！

――ロコモティブシンドローム、略してロコモ。この言葉もだいぶ浸透してきたように思います。名付け親は大江先生とうかがいましたが、これは英語のロコモーション（運動、移動の意）から発想された言葉ですか。

当時の日本整形外科学会理事長だった中村耕三先生といっしょに考えた和製英語です。加齢による変化や変性によって運動器に障害が起こる。そのことを表す新語ですから、最初は運動器という言葉を使おうと思ったんですよ。でも、この用語は一般にはなじみが薄い。当時、「運動」と聞いて連想するのは、まずはスポーツ、あるいは消費者運動といった社会的なキャンペーン活動か、「運動の法則」など物理でいうところの運動しかない。「立つ」「歩く」といったことには結びつかないだろうと思ったのです。

そこで、運動とか移動を表す言葉で覚えやすいものはないかと、和英辞典をずーっと眺めて……。ロコモーション、ロコモティブという言葉に行き着きました。

――そんなご苦労があったとは……。

ロコモーションシンドロームとか、わたしから候補をいくつか出したのですが、「これならネイティブの人にもそう違和感がない。この言葉にしよう」と中村先生が選ばれたのがロコモティブシンドロームだったのです。

ロコモと3文字に略せるので広まりやすいと思ったことも決め手になりましたね。メタボリックシンドロームのメタボのように、3文字の略語にしないと日本では流行りませんから（笑）。

「運動器の健康が大事ですよ」と社会にアピールするための手段として、ロコモという言葉を広めたいと考えています。

――2006年の流行語大賞では、メタボがトップテンに入りました。ロコモもそれに続け、と。

「柳の下の二匹目のどじょう」を狙っています。そう簡単にはいかないと思いますが……。ただし、流行語になること自体は目的ではありません。たとえロコモという言葉が流行っても、一過性で忘れられたら意味がない。それでは人の行動は変容しないからです。

メタボにしても、「メタボ健診」をきっかけに認知度が一気に上がりましたが、正しい意味（内臓脂肪の蓄積によって、高血圧や糖尿病、脂質異常症といった生活習慣病が重なりやすい状態のこと。心筋梗塞や脳梗塞の原因となる動脈硬化につながる）を理解している人は、果たしてどれだけいるか。単なる肥満のことだと勘違いしている人も少なくないと思います。

――メタボ健診の「お腹まわりのサイズを測る」というイメージが強いですからね。言葉を知ることを入り口に、内容を理解し、アクションにつなげる。なかなかハードルが高いです。

高齢者には、ロコモという言葉もかなり知られるようになってきましたが、若い人たちにはまだまだ……。

ロコモを予防し、健康寿命を延ばすためには、運動習慣を身につける、生活習慣を見直すといった努力が必要です。まずは、ご自身の状態に気づいてもらうことが肝心ということで、日本整形外科学会では、「ロコチェック」という7項目の自己チェックリストを公開しています。

- 片脚立ちで靴下が履けない
- 家のなかでつまずいたり滑ったりする
- 階段を上るのに手すりが必要である
- 家のやや重い仕事（掃除機をかける、布団の上げ下ろしなど）が困難である
- 2キロ程度の買い物（1ℓの牛乳パック2個程度）をして、持ち帰るのが困難である
- 15分くらい続けて歩くことができない
- 横断歩道を青信号で渡りきれない

ひとつでも当てはまれば足腰が弱っているサインです。

——う〜ん、わたしは当てはまりそう……。片脚立ちだと、靴下を履けないです（笑）。

ほんとうですか。ロコモの疑いがありますね。

死ぬまで自分の足で歩き続けるために、のちほど紹介する「ロコトレ（ロコモーショントレーニング）」などで、下肢の筋力アップとバランス能力の維持・向上を図ってください。

ロコモになり、立つことや歩くことが不自由になると、生活が制限され、日々に刺激がなくなります。それが脳に影響を及ぼして認知症が進んだり、活動量が減ることで内臓にも悪い影響を与えたりする。そんな悪循環に陥ると、寝たきりのリスクが高まるのです。「ピンピンコロリ」を目指すなら、ぜひともロコモ予防を心がけて、健康寿命を延ばしましょう。

まとめ

A「ピンピンコロリ」の極意はロコモ対策にあり

- 要介護や寝たきりの最大の原因はがんや認知症ではなくロコモ。ロコモとは運動器障害によって「立つ」「歩く」といった移動機能が低下した状態
- 世界に例のない急速な高齢化が日本におけるロコモの急拡大をもたらした
- ロコモを予防し、健康寿命を延ばすために、運動習慣を身につけ、生活習慣を見直そう

Q ロコモとロコモ予防に関する基礎知識が知りたいです。

筋肉も骨も40代から衰える

――ロコモが進めば〝寝たきり予備群〟になることはわかりました。「ロコチェック」の項目には当てはまらなくても、40代以上ともなれば、誰しも何かしら身体の衰えを感じるもの。いつ頃からロコモを意識すればいいのでしょうか。

運動器のなかで、最初に衰えるのは筋肉です。20〜30代が筋肉や骨の量のピークで、以降じわじわと低下していく。40代後半になると、みなさん自覚されるのではないでしょうか。それでも、上半身の筋肉はあまり落ちないんですよ。やはり下半身の筋力のほうが先に衰えます。

――まさに「老いは脚から」ですね。でも、筋肉はいくつになっても鍛えられるとか。

筋肉は新陳代謝によって3週間くらいで入れ替わるため、高齢になっても鍛えれば筋肉がつくのです。ただし、寝たきりになるなど、使わなければ筋力はすぐに衰えます。

――交通事故で骨折して動けなくなったとき、わたしもそれを痛感しました。自分でも驚くほど、あっというまに筋力が落ちて……。怖いなと思いました。人間はこうやって寝たきりになるのだなと。

ベッドで安静にしていると、1日に3%くらいずつ筋力が低下するという報告もあります。それくらい、筋肉は使わなければ衰える。

いつまでも自分の足で歩くために、運動習慣をつけて筋肉を鍛えることはとても大事です。太りすぎもよくありませんが、痩せすぎも筋肉や骨を弱くするので要注意です。

それから女性の場合は、50代に入って閉経すると骨量が急速に減少します。骨は女性ホルモン（エストロゲン）にさらされて強くなるので、その分泌が減少すると骨の強度が落ち、骨粗鬆症になりやすくなるのです。あとでくわしくお話ししますが、骨粗鬆症は女性の健康にとって重大なリスクです。50歳を過ぎたら骨密度を測ることをお勧めします。
男性の場合、65歳か70歳くらいまで男性ホルモンが出ているので、そのあいだは骨量も落ちません。性的に枯れたあとは男性も骨がもろくなりますが、その時期には個人差がありますね。

――骨も鍛えれば強くなるのですか。

骨にも新陳代謝があります。「壊しては、つくる」というリモデリング（骨改造）を繰り返していて、つねに生まれ変わっている。古いものを壊した部分に新しい骨がつくられるのです。骨形成を促し、骨の強度を維持するためには、運動などで骨に適度な刺激を与えることが大切です。骨はだいたい3カ月ほどでターンオーバーします。
一方、関節の軟骨は入れ替わりません。成長期に形成されたみずみずしい軟骨は、年月とともに少しずつ削られて、40代になるとすり減ってくる。軟骨は一度すり減ると修復はせず、すり減ったまま。これが変形性関節症の原因になるのです。

また、脊椎の骨と骨のあいだの椎間板も、みずみずしさがだんだんと失われ、つぶれて、はみ出して……という経過をたどります。軟骨も椎間板も、その変性のプロセスは人によって違い、70歳になってもまったく傷んでいない人もいれば、40歳で傷んでいる人もいる。

――なぜ、それほど個人差が大きいのでしょう。やはり遺伝ですか。

実のところ、よくわかっていません。遺伝的なものもありますが、それだけでは説明がつかないのです。若いときのケガと肥満が影響していることは明らかですが……。肥満は関節に負担をかけますからね。このように、運動器については、まだ解明されていないことも多いのです。

女性は特に気をつけたい骨粗鬆症

――高齢者が気をつけるべき運動器の疾患にはどんなものがあるのですか。

高齢者がかかりやすい運動器の疾患は、大きく分けて次の3つです。

①骨粗鬆症と骨粗鬆症による骨折
②変形性関節症、変形性脊椎症《せきついしょう》
③変形性脊椎症による脊椎管狭窄症《きょうさくしょう》

骨粗鬆症は、骨がスカスカになってもろくなり、骨折しやすくなった状態のこと。本人が気づかないうちに背骨が折れていることも多く、最近ではこれを「いつのまにか骨折」と呼んだりします（正式には、脊椎椎体骨折、または圧迫骨折）。

以前と比べて身長が縮んだ人（背骨が折れている可能性あり）、ちょっとしたことが原因で骨折した経験がある人は、骨粗鬆症を疑ったほうがいい。高齢者だけでなく、50歳前後の女性も油断はできません。

薬を服用するなど、きちんと治療すれば骨密度は上がるのですが、残念ながら日本では、骨折しても、骨粗鬆症の正確な診断も治療も受けていない人が大半なのです。

——えっ、それはどうしてですか。

実をいうと、骨折の手術をするような先生方は骨粗鬆症にあまり関心がないんですよ。それに整形外科医はほとんどが男性です。先ほども言ったように、男性は高齢になるまで骨が丈夫なこともあって、女性の骨粗鬆症に共感しにくいのです。この状況を変えなければいけないと思ってはいますが……。

ただ、数年前から整形外科の専門医の試験に、ようやくロコモに関することが出題されるようになりました。これから育つ若い先生方に期待したいと思います。

——桃井かおりさんが出演する「いつのまにか骨折」の啓発ＣＭをはじめ、最近は、骨粗鬆症について注意を促す広告や記事も見かけるようになりました。恐ろしいことに、背骨の１つの骨が骨折すると次々に連鎖する「骨折連鎖」も起きるとか。女性は特に気をつけないと……。患者自身が積極的に「骨密度検査を受けたい」と申し出たほうがいいのでしょうか。

ぜひそうしてください。医者に頼るばかりではなく、「自分も骨粗鬆症ではないか？」と、この病気に関心を持ち自衛してほしい。きちんと治療すれば、骨粗鬆症は治るのです。ところが残念ながら、骨粗鬆症についての正しい知識はなかなか広がらない。なぜでしょう。「鬆」という漢字が難しいからかもしれません（笑）。骨に「スが入り」、ちょっとしたことで壊れやすくなるという状況が、想像できないのではないでしょうか。

――「鬆」の字は確かに難しいですが、「粗」という字で「骨が粗いんだな」となんとなく想像はできます（笑）。

骨粗鬆症とは骨の強度が低下して、骨折しやすくなった状態のことなので、たとえば、骨の形のビスケットなどを並べ、それがガシャン、ガシャンといともたやすく叩き潰される映像を見せる。そして「これがあなたの骨ですよ」「こんなにも、もろくなるんです」と説明する。そういう啓発ＣＭはどうかと考えているんですよ。

――骨がガシャン、ガシャンと潰れる……。亡くなったわたしの母も椎体の圧迫骨折で苦しんでいたので、想像するだけで怖いです。

それくらいインパクトがないと、自分事にならないのではないかと思うのです。

――なるほど。でも、骨粗鬆症以外の病気も心配です。そちらの説明もお願いします。

ふたつめは軟骨などがすり減る病気。膝や股関節の軟骨がすり減って痛み、関節が曲がりにくくなる変形性関節症や、背骨の椎間板がすり減る変形性脊椎症などがあります。もうひとつは、変形性脊椎症によって神経が圧迫されて、脚や腰に痛みやしびれが生じる脊椎管狭窄症です。

こうした疾病のいずれか、あるいはいくつかが複合して起こることで、「立つ」「歩く」「走る」「坐る」「手を使う」という機能が低下するのが、ロコモティブシンドロームなのです。

よほど特殊な病気は別として、高齢者によく見られる運動器の病気はこの3つに絞られます。逆に言えば、骨粗鬆症ではなく、軟骨がすり減っておらず、背骨のなかに神経がちゃんと通っていれば、ほぼ大丈夫といえるでしょう。

骨粗鬆症で骨折したことで筋肉が衰え、変形性膝関節症が悪化するなど、病気が連鎖するのもロコモの特徴です。変形性膝関節症のある人は、変形性股関節症も抱えているなど、複数の病気を持っている人が珍しくないのです。

まとめ

A 40代になったら運動器の病気にご用心！

- 筋肉や骨の量のピークは20〜30代。40代後半から低下する
- 高齢者がかかりやすい運動器の疾患は、①骨粗鬆症と骨粗鬆症による骨折 ②変形性関節症、変形性脊椎症 ③脊椎管狭窄症の3つ
- 女性は閉経後、急速に骨量が減少して骨粗鬆症になりやすいため、この病気に関心を持ち、自衛することが重要

Q ロコモはどれくらい深刻な問題なのでしょう。

「人生100年時代」ロコモ対策は待ったなし

――それにしても、なぜ最近になって運動器の疾患がそれほど注目されるようになったのでしょう。「腰痛は日本人の国民病」などといわれますし、昔から、街場の整形外科医院はお年寄りでいっぱいです。ロコモという新しい言葉をつくらなければならないほど、以前とは違う課題があるのですか。

背景にあるのは、やはりヒトの長寿化、社会の高齢化です。

人間がそれほど長く生きることがなかった時代には、骨粗鬆症による骨折など、めったに起こりませんでした。高齢になる前に、誰もが寿命が尽きてしまいましたからね。だから学問的な研究もされてこなかったし、疫学調査も行われなかった。どれくらいの人が加齢による運動器の疾患にかかっているかなんて、調べる人もいなかったのです。

たとえば、若い人が筋肉の肉離れを起こしても、筋肉はすぐに再生されるので、放っておいても治った。ところが、患者さんが高齢になると、治る速度も遅くなる。そこで、最近になって加齢によって筋肉が衰えた状態に「サルコペニア（加齢性筋肉減少症）」という病名がつきました。今頃になってようやく、ですよ。

——最近になってようやくですか……。今までは、誰も関心を持たなかったのですね。

そうなんです。しかし、いざ調べてみると、驚くべき実態が明らかになってきました。数年前に発表された吉村典子先生（東京大学医学部附属病院22世紀医療センター　ロコモ予防学講座特任教授）を中心とする大規模な疫学研究では、ロコモと考えられる人（40歳以上）は、予備群も含め、全国で４７００万人にのぼると推計されたのです。

骨粗鬆症の人は１２８０万人（男性３００万人、女性９８０万人）。70歳以上に限ると、95％以上の人が骨粗鬆症か変形性関節症、あるいは両方にかかっていると考えられるそうです。

「人生100年時代」といわれますが、運動器のケアをせずに100歳まで元気に暮らすことはほぼ不可能でしょう。その意味で、ロコモは非常に今日的な問題なのです。

――4700万人ということは、日本人の「3人に1人がロコモ」といえますね。それもすごいですが、2017年の統計で「100歳以上の高齢者がすでに7万人近くいる」との報道にも驚きました。10年前の約2倍、20年前の約8倍に増えていて、2050年には53万人を超えるとか。ロコモ対策は、まさに「待ったなし！」です。

わたしは1960年生まれですが、同世代の日本人のほぼ半数が90歳まで生きるといわれています。

そんな時代ですから、長寿に備えて、人生の半分くらいのところ、45歳か50歳あたりで、自分の運動器の状態をチェックすることが望ましい。骨密度など測定できるものは測っておいたほうがいいと思います。

高齢者の健康にとって最大のリスクは、メタボリックシンドローム、認知症、そして運動器の疾患、つまりロコモの3つと考えられます。それくらいロコモは重要だということ。ところが、先ほどもお話ししたように、この問題の深刻さがあまり認識されていない。

――確かにそうですね。「メタボ、認知症、ロコモが三大リスク」という意識は、あまりありませんでした。

そこでロコモティブシンドロームという概念を提唱したのですが、実は、一般向けの啓発のほかに、もうひとつ目的があるのです。

近年、脊椎専門、関節専門と整形外科が細かく分かれ、「背骨はわかるが、関節はわからない」といった医者が増えています。

スペシャリストになることは悪いことではありませんが、高齢者の運動器の疾患は、腰が悪くなれば、膝も、肩も悪くなる、といった具合に連鎖する。しかも、「1＋1」が「2」ではなく「3」になるように複合して悪化するので、運動器を全体として診ることが大切なのです。

これからの時代は、自分の専門分野を究める一方で、運動器全般についても標準的なことくらいは知っておく必要がある。そういう視点を持たなければ、ちゃんとした治療はできない――医療関係者にそう注意を促す意味でも、ロコモという概念を打ち出したのです。

――近い将来、「ロコモ科」「ロコモ外来」みたいな診療科ができて、統合的に診てもらえれば、患者としては安心です。

何度も言いますが、高齢者の場合、複数の運動器疾患が重なっていることが多いですからね。

実際にこんなことがありました。わたしの専門は手の外科ですが、あるとき別の専門病院で膝の手術を受けた高齢のご婦人が、退院したその足で、わたしの外来に来られたのです。

「変形性膝関節症が悪化して膝に人工関節を入れたところ、今度は手が痛くなって杖が握れない」とおっしゃる。主治医の先生に相談したものの、「手のことはよくわからないから、ここで診てもらってください」と、わたしの病院を紹介されたというのです。

診察すると、注射をすれば治る普通の腱鞘炎《けんしょうえん》でした。手術後、身体を支えるために杖を強く握るなどして、手を酷使したからでしょう。

普通の腱鞘炎でも、ひどくなると指が曲がらなくなります。痛くて杖が使えないというのであれば、患者さんはとても困るわけですが、人工関節の専門医である主治医の先生には、その診断や治療ができなかったのです。

——わたしも人工股関節に入れ換える手術のあと手で身体を支えていたので、その患者さんの気持ちがよくわかります。廃用症候群（寝たきりなどで身体能力が衰えること）で骨折していないほうの脚も筋力が落ちたため、両腕の力に頼らざるをえないんです。リハビリで歩く訓練を始めると肩も痛くなり、以前は何ともなかった膝や足首も痛み出して……。「高齢になって身体が動かなくなるというのは、こんな感じかな」と思いましたね。

あなたの場合、片方の脚だけでまだよかった。もし高齢で反対側の脚が変形性膝関節症だったら、リハビリも進みませんよ。「せっかく股関節の手術をしたのに、膝が痛くて歩けない」ということになってしまいます。高度な専門医であっても、やはり運動器全般を診られないといけないのです。

手術をした患者が、また救急に

――わたしの骨折部位と同じ股関節の周辺、大腿骨近位部を骨折する高齢者が最近増えているそうですね。あんなに太い骨がちょっと転ぶだけで折れてしまうなんて……。わたしのように自動車にぶつかられたのならわかりますが、なんだか信じられません。

骨粗鬆症で骨がもろくなっているので、簡単に折れてしまうんですよ。大腿骨近位部（頸部と転子部の合計）骨折で手術を受ける人は、今や年間15万人もいるのです。

手術後は筋力が落ちるので、歩行が不安定になって、また転んでしまうこともある。今度は反対の脚を骨折して再手術、ということもあるのです。

――たいへんな手術をして治したのに、また骨折してしまうなんて、ほんとうにお気の毒です。つらさを知っているだけに、考えただけで気が遠くなります。転ぶのが怖くて外出を控えると、運動不足になって筋力が落ちるので、まさに悪循環ですね。

以前、わたしが勤めていた救急病院には、同じ患者さんが、何度も救急車で運ばれてきました。「あれっ、この人、前にも手術したじゃないか」という例が目立つようになったのは、21世紀に入った頃でしょうか。

それまで整形外科の救急患者には、自動車事故や工場で働いていてケガをする若い男性が多く、手術をして治せばそれっきり。同じ患者さんを繰り返し診ることはなかったのです。それが病棟に高齢者が増え、しかも治療したはずの人が、また救急車で運ばれてくるようになり……。整形外科が扱う患者さんの変化から、世の中が変わったことに気づいたのです。

――なるほど、以前は、手術が必要になるような患者さんは、若い男性ばかりだったのですね。なのに、いつのまにか高齢者が増えてきた。

そこで、あるとき「現場では、こういうことになっています」と中村先生にお話ししたんですよ。高齢の患者がものすごく増えて、しかも運動器の疾患という特定の病気を繰り返している。この問題に名前をつけて、広く社会に注意を促したほうがよいのではないでしょうか、と。それが2007年の夏。ちょうど日本が超高齢社会に突入した時期で、中村先生も思うところがおありだったのでしょう。始まりは一救急外科医のつぶやきみたいなものでしたが、中村先生が全体のデザインを考えられ、数カ月後にロコモティブシンドロームという概念が発表されたのです。

——きっかけをつくられたのは大江先生だったのですか。

整形外科が新しい時代に入った。それをわたしが肌で感じたということでしょう。

参考までに歴史をお話しすると、日本に近代整形外科が導入された約100年前は、小児まひ（ポリオ）、骨関節結核で手足や背骨が変形した若い人が主な患者だったそうです。曲がった身体の形を叩いて治す外科だから「整形外科」という名がついた。

診療科の名前として「運動器外科」も候補にあったらしいのですが、ギプスを巻いたり引っ張ったりと、変形した身体を矯正する外科だから、そちらが選ばれたのです。

――実は、長いあいだ疑問に思っていたのです。ケガを治すところなのに、なぜ「整形外科」という名前なのだろう、と。なるほど、そういうことだったのですね。今になってみれば「運動器外科」もわかりやすかったかもしれませんが……。

でも明治時代には、文字どおり〝整形〟していたのです。

そのうちポリオはワクチンで、結核は抗生物質で治るようになったのですが、産業や交通が発達して、工場でのケガや自動車事故が増えてきた。高度成長期から20世紀の終わりまでは、働く人の外傷や交通事故、スポーツによる傷害などが、整形外科の主流になったのです。そして現代では、加齢による運動器の変性、変化に伴う障害が、大きな課題となりました。今わたしが勤めているＮＴＴ東日本関東病院でも、整形外科の入院患者の85%は高齢者です。

――外傷から、加齢によって起きる障害に変化したのですね。

また、全国の病院の整形外科で行われている手術の8割から9割が、大腿骨頸部骨折などに対する骨接合術、変形性膝関節症・股関節症に対する人工関節置換術、脊椎に対する固定術・除圧術といった、ロコモに関するものになっているのです。

ですが45年ほど前は、大きな病院に勤めていても、大腿骨頸部骨折の手術は年に1例あるかないか……。それくらい珍しい骨折だったと中村先生から聞きました。みな手術したいものだから、先生方が患者さんの取り合いをしたとか（笑）。それが今や年間15万件ですからね。ほんとうに時代は変わったのです。

まとめ

A 今や3人に1人がロコモ、およびその予備群です

- 最新の疫学研究によれば、ロコモおよびその予備群と考えられる人は、推計4700万人
- 骨粗鬆症の人は1280万人で、70歳以上に限ると、95%以上が骨粗鬆症か変形性関節症、あるいは両方にかかっていると考えられる
- 長寿に備え、人生の半分にあたる50歳で運動器の状態をチェックしよう

Q 自分で簡単にできるロコモ対策はありますか。

「40センチ片脚立ち」ができますか

——ぎっくり腰になった、五十肩で腕が上がらないなど、関節や筋肉に何かしら不具合を感じている人はたくさんいます。わたしの周囲も、ほとんどの人が長年にわたる腰痛持ちです。ロコモかどうか、自分で簡単に知る方法はあるのですか。

「立つ」「歩く」といった移動機能は、気づかないあいだに衰えていきます。腰や膝が痛くても、「職業病だから」「トシのせいだから、しょうがない」とあきらめて、マッサージなどでごまかしている人も多いでしょう。ですが、「病院に行くほどではない」という自己判断は危険です。予兆を見逃すことが、運動器の疾患を重篤化《じゅうとくか》させてしまう危険もあるのです。

自分の「ロコモ度」をチェックするために、次に紹介するテストをやってみてください。

その結果、「ロコモ度2」と判定された場合は、ロコモが進行しています。腰痛、膝痛など、痛みを伴うときは、整形外科を受診することをお勧めします。

まず、「立ち上がりテスト」は下肢の筋力を測るもの（P47参照）。40センチの台に両腕を組んで浅く腰かけ、両脚で反動をつけずに立ち上がることができるか、試してください。両脚でできたら、片脚で立ち上がってみてください。

40センチの台が用意できない場合は、ダイニングチェアなど、標準的な高さの椅子でも代用できます。

どちらの脚でも片脚でできなければ、30センチ、20センチと、10センチずつ低い台を使って両脚でトライしてみてください。

くれぐれも無理はしないように。滑りにくい床で裸足になるか、スニーカーなどの滑らない靴を履いて行うこと。膝に痛みを感じた場合は、テストを中止してください。

次に「2ステップテスト」で歩幅を調べます（P49参照）。

できる限り大股で2歩歩き、両脚を揃えて止まり、2歩分の歩幅を測ります。その数値

ロコモ度テスト「立ち上がりテスト」

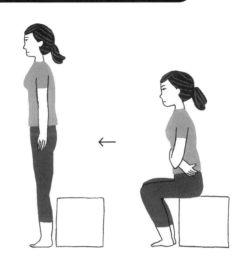

両脚の場合

反動をつけずに
立ち上がり、
そのまま3秒間
保持する

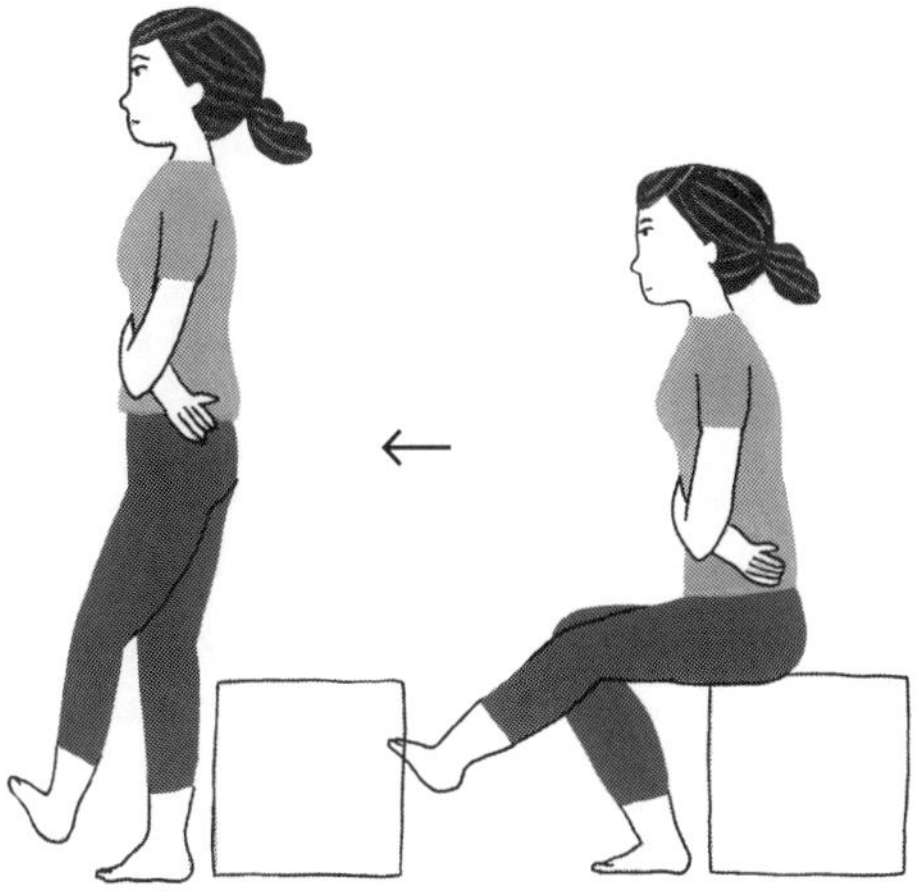

片脚の場合

反動をつけずに
立ち上がる。
立ち上がって、
3秒間保持する。
膝は軽く
曲げてもOK

出典：「ロコモティブシンドローム」公益社団法人 日本整形外科学会／ロコモチャレンジ！推進協議会

を身長で割り、「2ステップ値」を出してください。ジャンプしたり、バランスを崩して2歩目で止まれなかったりした場合はやり直すこと。

このテストでは、歩幅の長さだけでなく、下肢の筋力やバランス能力、柔軟性などの歩行能力を総合的に評価できます。

最後に、身体の痛みや日常生活で困難に感じたことなど、25の質問に答えてください（P50〜53参照）。回答の合計点でロコモ度を判定します。

3つの「ロコモ度テスト」の結果から、ロコモがどれくらい進んでいるか、その目安を判定します。


【ロコモ度1】

① 片脚で40センチの高さから立ち上がれない
② 「2ステップ値」が1・3未満
③ 「ロコモ25」の結果が7点以上

ロコモ度テスト「2ステップテスト」

2ステップ値の算出方法

2歩幅（cm）÷身長（cm）＝2ステップ値

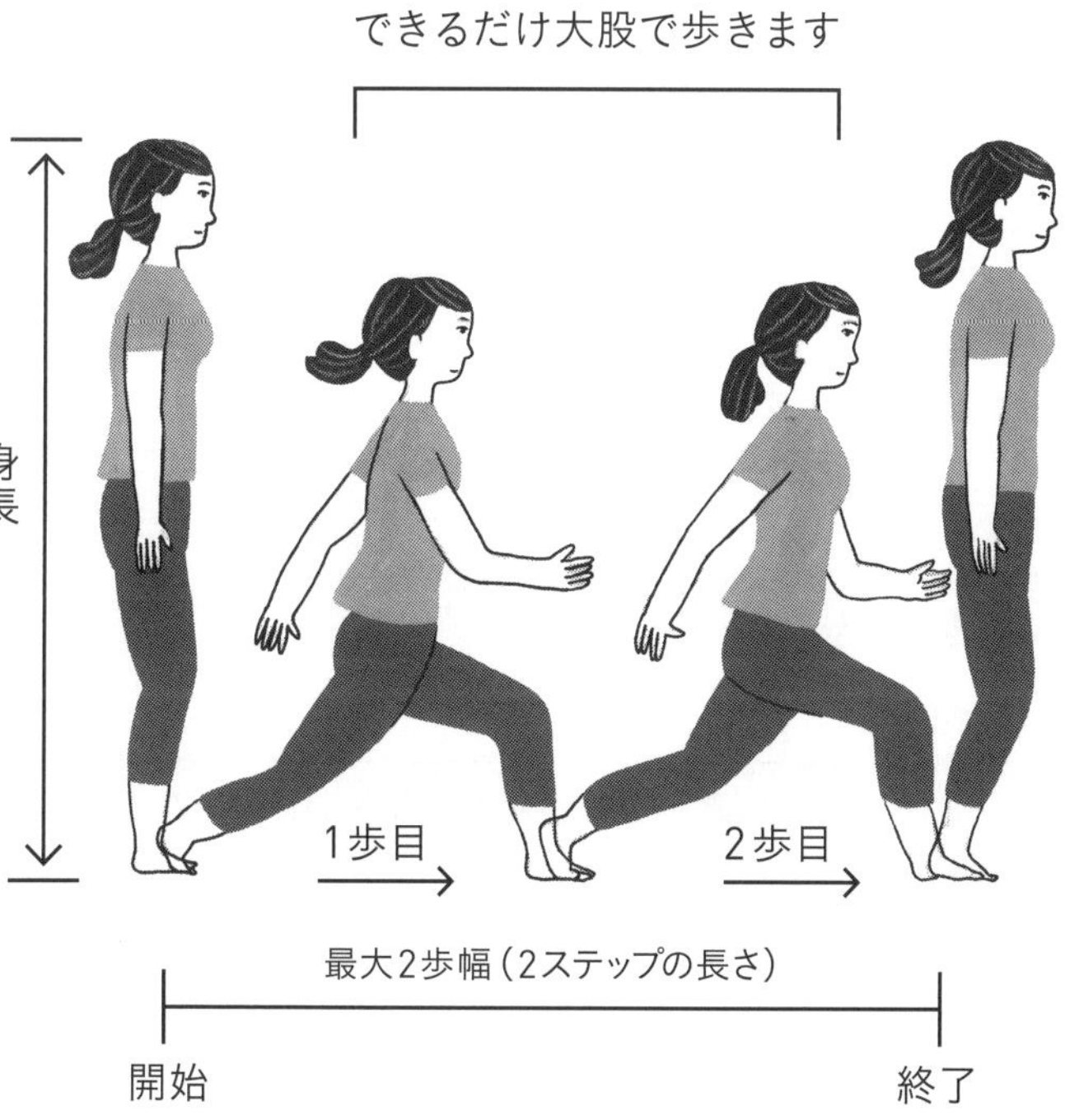

出典：「ロコモティブシンドローム」公益社団法人 日本整形外科学会／ロコモチャレンジ！推進協議会

	痛くない	少し痛い	中程度痛い	かなり痛い	ひどく痛い
	痛くない	少し痛い	中程度痛い	かなり痛い	ひどく痛い
	痛くない	少し痛い	中程度痛い	かなり痛い	ひどく痛い
	つらくない	少しつらい	中程度 つらい	かなり つらい	ひどく つらい
	困難でない	少し困難	中程度困難	かなり困難	ひどく困難
	困難でない	少し困難	中程度困難	かなり困難	ひどく困難
	困難でない	少し困難	中程度困難	かなり困難	ひどく困難
	困難でない	少し困難	中程度困難	かなり困難	ひどく困難
	困難でない	少し困難	中程度困難	かなり困難	ひどく困難
	困難でない	少し困難	中程度困難	かなり困難	ひどく困難
	困難でない	少し困難	中程度困難	かなり困難	ひどく困難
	困難でない	少し困難	中程度困難	かなり困難	ひどく困難
	困難でない	少し困難	中程度困難	かなり困難	ひどく困難
	困難でない	少し困難	中程度困難	かなり困難	ひどく困難

ロコモ25

この1カ月のからだの痛みなどについてお聞きします。

Q1	頚・肩・腕・手のどこかに痛み（しびれも含む）がありますか。
Q2	背中・腰・お尻のどこかに痛みがありますか。
Q3	下肢（脚のつけね、太もも、膝、ふくらはぎ、すね、足首、足）のどこかに痛み（しびれも含む）がありますか。
Q4	ふだんの生活でからだを動かすのはどの程度つらいと感じますか。

この1カ月のふだんの生活についてお聞きします。

Q5	ベッドや寝床から起きたり、横になったりするのはどの程度困難ですか。
Q6	腰掛けから立ち上がるのはどの程度困難ですか。
Q7	家の中を歩くのはどの程度困難ですか。
Q8	シャツを着たり脱いだりするのはどの程度困難ですか。
Q9	ズボンやパンツを着たり脱いだりするのはどの程度困難ですか。
Q10	トイレで用足しをするのはどの程度困難ですか。
Q11	お風呂で身体を洗うのはどの程度困難ですか。
Q12	階段の昇り降りはどの程度困難ですか。
Q13	急ぎ足で歩くのはどの程度困難ですか。
Q14	外に出かけるとき、身だしなみを整えるのはどの程度困難ですか。

	2～3㎞以上	1㎞程度	300m程度	100m程度	10m程度
	困難でない	少し困難	中程度困難	かなり困難	ひどく困難
	困難でない	少し困難	中程度困難	かなり困難	ひどく困難
	困難でない	少し困難	中程度困難	かなり困難	ひどく困難
	困難でない	少し困難	中程度困難	かなり困難	ひどく困難
	困難でない	少し困難	中程度困難	かなり困難	ひどく困難
	困難でない	少し困難	中程度困難	かなり困難	ひどく困難
	控えていない	少し控えている	中程度控えている	かなり控えている	全く控えている
	控えていない	少し控えている	中程度控えている	かなり控えている	全く控えている
	不安はない	少し不安	中程度不安	かなり不安	ひどく不安
	不安はない	少し不安	中程度不安	かなり不安	ひどく不安
	0点 ＝	**1点** ＝	**2点** ＝	**3点** ＝	**4点** ＝
	合計				**点**

ロコモ25

Q15	休まずにどれくらい歩き続けることができますか（もっとも近いものを選んでください）。
Q16	隣・近所に外出するのはどの程度困難ですか。
Q17	2kg程度の買い物（1リットルの牛乳パック2個程度）をして持ち帰ることはどの程度困難ですか。
Q18	電車やバスを利用して外出するのはどの程度困難ですか。
Q19	家の軽い仕事（食事の準備や後始末、簡単なかたづけなど）は、どの程度困難ですか。
Q20	家のやや重い仕事（掃除機の使用、ふとんの上げ下ろしなど）は、どの程度困難ですか。
Q21	スポーツや踊り（ジョギング、水泳、ゲートボール、ダンスなど）は、どの程度困難ですか。
Q22	親しい人や友人とのお付き合いを控えていますか。
Q23	地域での活動やイベント、行事への参加を控えていますか。
Q24	家の中で転ぶのではないかと不安ですか。
Q25	先行き歩けなくなるのではないかと不安ですか。
	回答数を記入してください ……………………＞
	回答結果を加算してください ……………………＞

出典：「ロコモティブシンドローム」公益社団法人 日本整形外科学会／ロコモチャレンジ！推進協議会

いずれかひとつでも当てはまれば「ロコモ度1」。
「立つ」「歩く」といった移動機能の低下が始まっています。

【ロコモ度2】

①両脚で20センチの高さから立ち上がれない
②「2ステップ値」が1・1未満
③「ロコモ25」の結果が16点以上

いずれかひとつでも当てはまれば「ロコモ度2」。
「立つ」「歩く」といった移動機能の低下が進行しています。

定期的に「ロコモ度テスト」を行って、「ロコモ度1」「ロコモ度2」に該当していないか、ご自身の状態を確認してください。

もし当てはまっている場合は、日常的な運動やバランスのとれた食生活を心がけるなどの対策が必要です。「ロコモ度2」で腰や膝に痛みやしびれがある場合は、整形外科を受診したほうがいいでしょう。

――片脚で40センチの高さから立ち上がれないので、わたしの場合は「ロコモ度1」です。実を言うと、両脚で20センチもかなり苦しい。「ロコモ25」も14点ですから、「ロコモ度2」に近いかも。「ロコモ度1・5」といったところです（笑）。手術から3年経ちましたが、以前のような筋力は戻っていないと実感しています。一応、リハビリ中に教えてもらった筋トレは地道にやっていますが……。

もっとトレーニングが必要ということでしょう。スクワットなど下肢の筋肉を鍛える運動を続ければ、「40センチ片脚立ち」はクリアできると思いますよ。

日本整形外科学会では、ロコモを防ぐためのトレーニング「ロコトレ」として、バランス能力を養う「片脚立ち」（P56参照）と、下肢の筋力をつける「スクワット」（P57参照）

ロコトレ「片脚立ち」

左右1分間ずつ、1日3回行いましょう

転倒しないように、
必ずつかまるものが
ある場所で
行いましょう

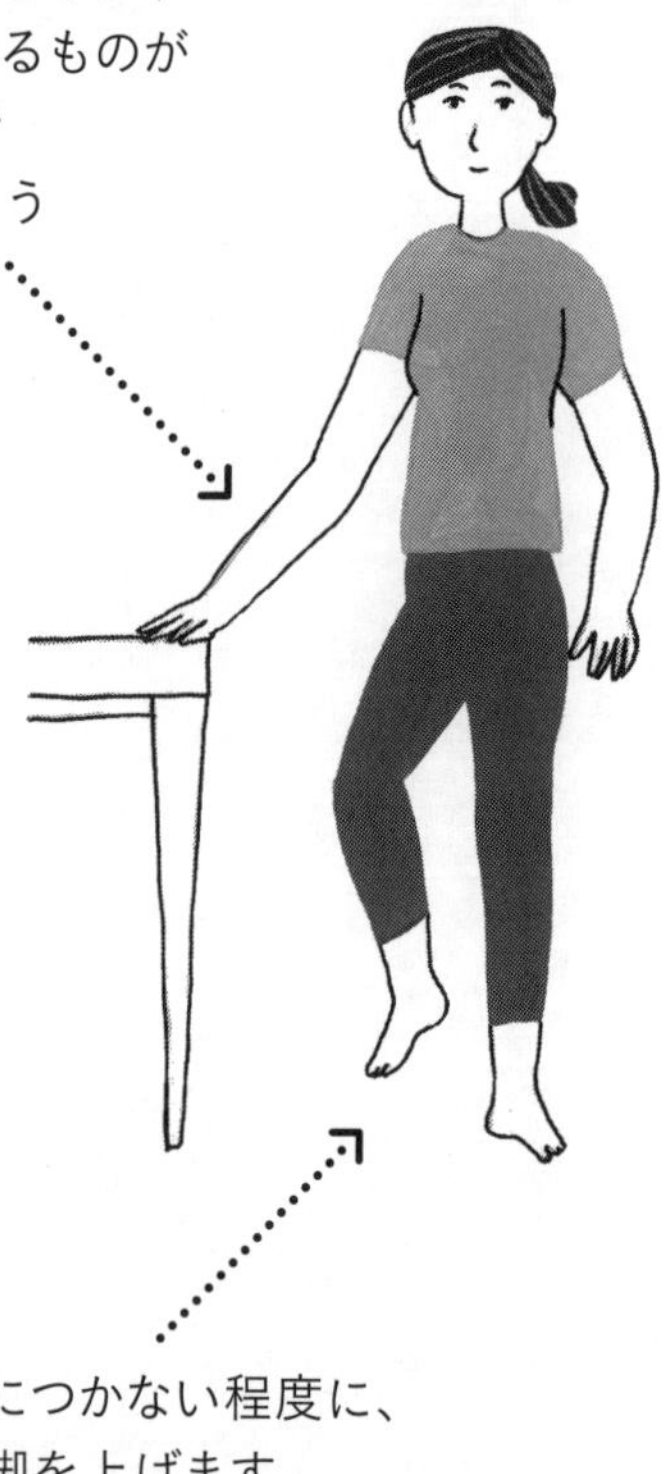

床につかない程度に、
片脚を上げます

出典：「ロコモティブシンドローム」公益社団法人 日本整形外科学会／ロコモチャレンジ！推進協議会

ロコトレ「スクワット」

1日3回行いましょう

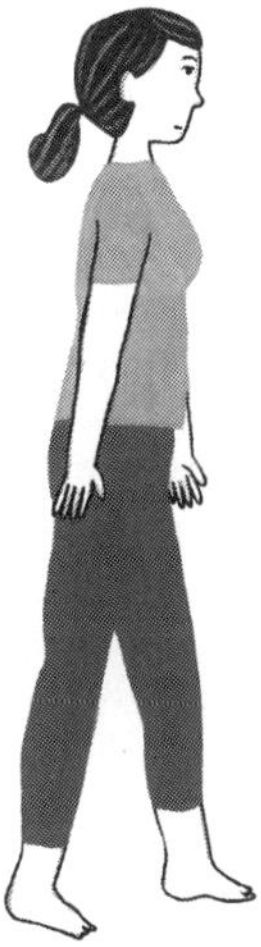

1

肩幅より少し広めに
足を広げて立ちます。
つま先は30度くらいずつ
開きます

30度ずつ開く

2

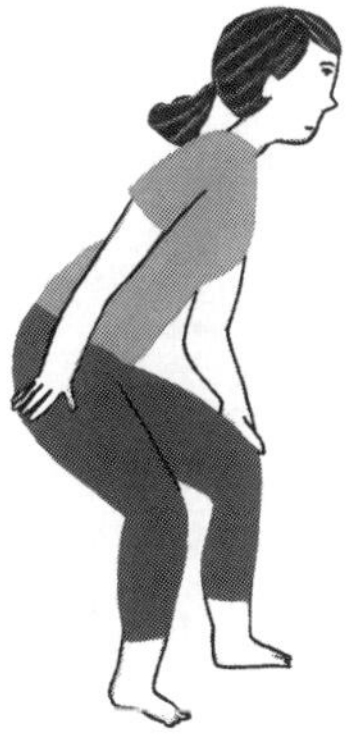

膝がつま先より
前に出ないように、
また膝が足の人差し指の
方向に向くように注意して、
お尻をうしろに引くように
身体をしずめます。
深呼吸をするペースで、
5～6回繰り返します

出典：「ロコモティブシンドローム」公益社団法人 日本整形外科学会／ロコモチャレンジ！推進協議会

のふたつを推奨しています。

それほど負荷のかからない運動ですが、毎日続けることに意味がある。現在はロコモに該当しない人も、将来の健康のために続けるべきです。いつまでも自分の足で歩くため、40代から習慣にしてほしいですね。

少し体力のある人には、ふくらはぎの筋力をつける「ヒールレイズ」（P59参照）、下肢の柔軟性やバランス能力をつける「フロントランジ」（P61参照）もあわせて行うことをお勧めします。

子どもや若い女性にもロコモが急増

――腰痛などがあると、つい運動を控えてしまいますが、むしろ身体を動かすほうがロコモ予防のためにはいいのですね。

階段の上り下りがつらいからといって、いつもエレベーターやエスカレーターを使ったり、短い距離でもクルマに乗ったり……そうやって身体をいたわることが運動不足を招き、

ロコトレプラス「ヒールレイズ」

10～20回（できる範囲で）、
1日2～3セット行いましょう

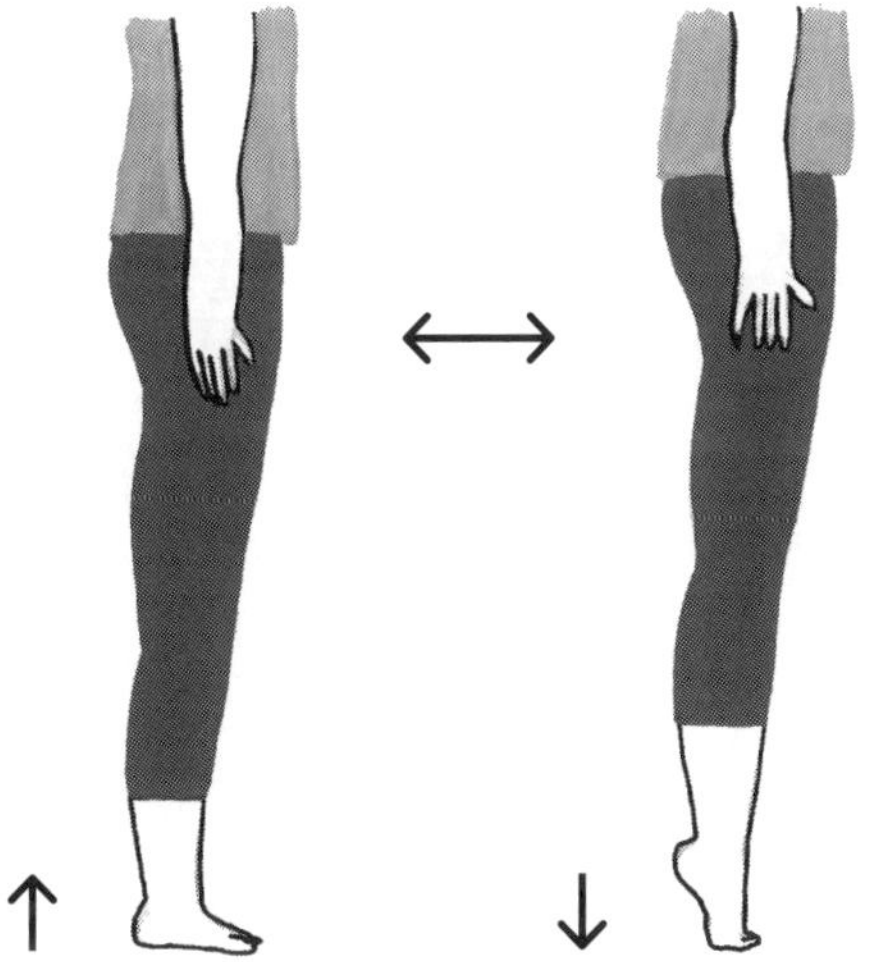

両足で立った状態で
かかとを上げます

ゆっくりかかとを
下ろします

出典：「ロコモティブシンドローム」公益社団法人 日本整形外科学会／ロコモチャレンジ！推進協議会

運動器の衰えを助長するのです。

もちろん、関節の軟骨がすり減って痛みがある方などは、無理は禁物です。それでも症状に応じて適度な運動は必要なので、医師に相談してください。

意識して階段を使う、いつもより遠くのスーパーまで歩いて買い物に行くなど、日常生活で身体を動かすことが、ロコモの予防につながります。歩かなくていい、重い荷物を持たなくていいという便利な世の中が、ロコモを生み、寝たきりを増やしている側面もあることを忘れないでください。


――そういう意味では、生まれたときから、この便利さに慣れ親しんでいる若い世代は大丈夫でしょうか。


実は今、子どもや若い女性のロコモが社会問題になりつつあるのです。

片脚立ちでバランスを取る、手をまっすぐに上げる、といった動作ができない子どもたちが増えていて、2016年度からは、筋肉や骨、関節の状態を調べる「運動器検診」

ロコトレプラス「フロントランジ」

5〜10回(できる範囲で)、
1日2〜3セット行いましょう

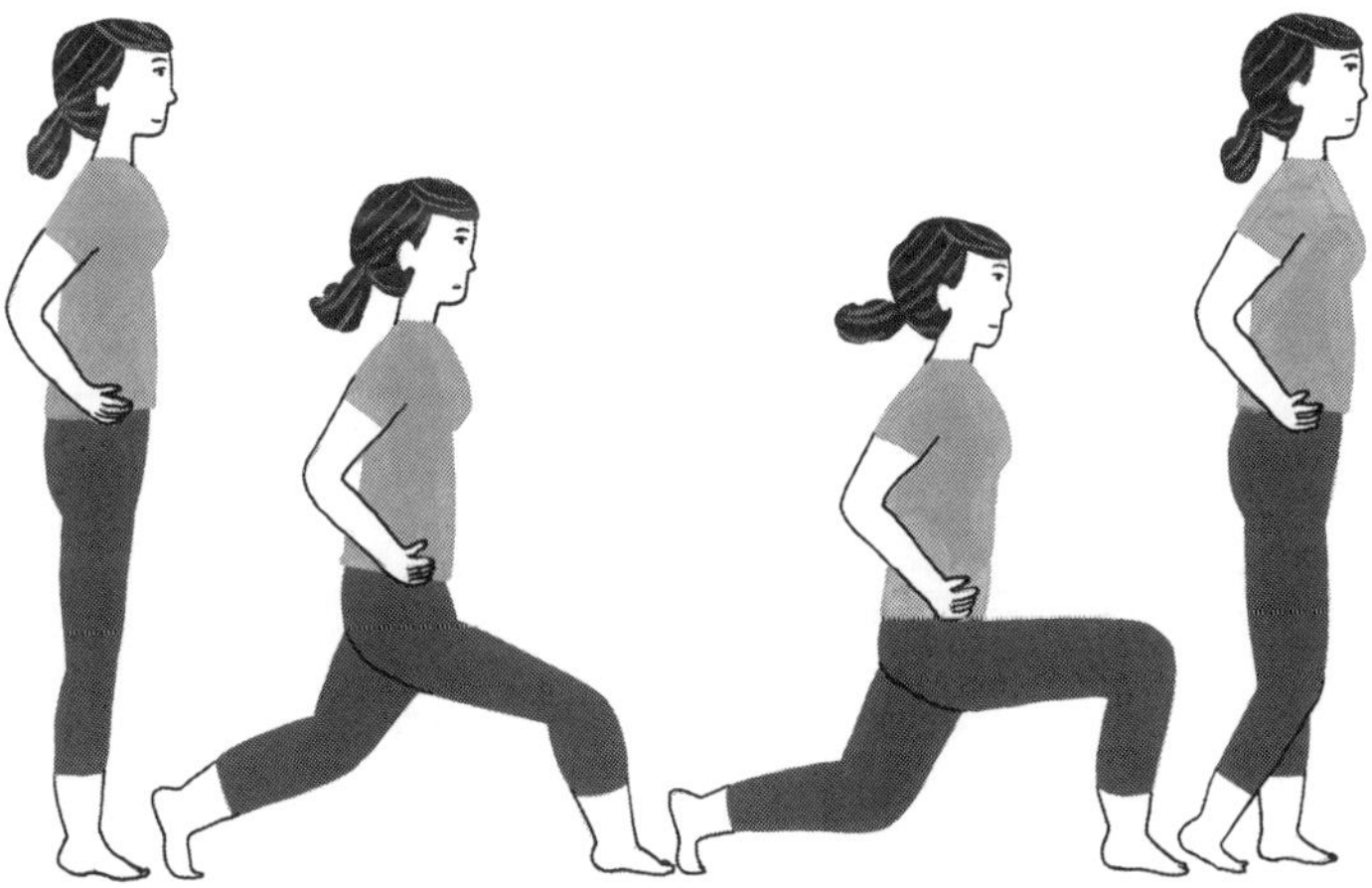

1 | 腰に両手をついて両脚で立つ

2 | 脚をゆっくり大きく前に踏み出す

3 | 太ももが水平になるくらいに腰を深く下げる

4 | 身体を上げて、踏み出した脚を元に戻す

出典：「ロコモティブシンドローム」公益社団法人 日本整形外科学会／ロコモチャレンジ！推進協議会

も学校健診に導入されています。

――転んだときにうまく手をつけず顔を地面に打ちつけたり、手をついても身体を支えられずに手首を折ったりする子がいると聞きました。最近の子どもは外遊びをしませんし、手をかざせば自動で水が出てくるため、水道の蛇口をひねれない子もいるとか……。こうした子どもたちが大人になったとき、寝たきりになる人の割合が今よりも増えるのではないかと心配です。

今の子どもたちが将来どうなるかは、当然ながら、まだわからないのですが、わたしたちもたいへん危惧しています。ロコモは高齢者だけの問題ではないのです。

東京・丸の内近辺で働く20～30代の女性、536名を対象にした調査では、参加者の30％が「ロコモ度1」、4％が「ロコモ度2」と判定されたというレポートもあります（2016年、「第3期まるのうち保健室報告書」より）。

――都心で働く若い女性の3人に1人がロコモ、しかも4％が「ロコモ度2」というのは驚きです。小さい頃からの生活習慣や運動不足が原因なのでしょうか。

しかも彼女たちには、ロコモだという自覚がまったくないとか。こうした若い世代にも、ロコモのことをきちんと知ってもらいたいですね。

トレーニングは下肢を中心に

――若い女性より中高年の方のほうが、ジムでトレーニングをするなど、意識して身体を動かしているかもしれませんね。スポーツジムで身体を鍛えることも、ロコモ予防になりますか。「ロコトレ」に比べるとハードな運動に思えますが……。

おっしゃるように、昼間のスポーツジムは、中高年の方で賑わっているようです。運動習慣をつけるという意味ですばらしいことだと思いますが、少し気になることもあります。

男性の場合は、腹直筋がきれいに割れた〝シックスパック〟や、上腕二頭筋や三頭筋が浮き立つなどといった見た目の筋肉にこだわる人も少なくありません。ですが、運動はその目的をよく考え、運動によって障害が起こらないよう注意することが大切です。前にもふれましたが、下肢に比べて上肢はそれほど衰えない。ロコモ予防に限っては、トレーニングは下肢を中心に行ったほうが効果的で、過剰なトレーニングで関節などを痛めないことも大切なのです。

——下肢を鍛えるという意味で、ジョギングを始めるというのはどうでしょう。

若いときから継続してジョギングを習慣にしている方は別として、中高年になってから突然マラソンを始める、などということはお勧めしません。ジョギングでも、正しい方法で適度な量を行うのがよいと思います。慣れないスポーツでケガをして運動器に障害が起きたら元も子もない。「1歩進んで、3歩下がる」みたいなことになってしまいます。

何のために運動をするのか、その目的を考えてほしいですね。健康の維持、ロコモ予防が目的ならば、「40センチ片脚立ち」をクリアできるくらいの筋力、体力を維持できればそれでいいと思います。

趣味として運動をしているという方も多いでしょうが、その場合でも、中高年の方であれば、楽しみながら続けられる程度で留めておくことが必要です。

――なるほど、あくまで「運動器を長持ちさせるための運動」だということを忘れてはいけませんね。では、食生活を見直すことはいかがでしょう。骨や筋肉を強くする食品にはどんなものがありますか。

食によるロコモ対策は、ぜひ心がけてください。

ロコモ予防には、まず第一に、炭水化物、脂質、たんぱく質、ビタミン、ミネラルの五大栄養素をバランスよくとることが大切です。

また、筋肉を増やし強くするためにはたんぱく質が必要なので、肉、魚、卵、乳製品、大豆製品なども積極的にとるようにしてほしいですね。

骨を強くするためには、よく知られているカルシウムだけではなく、たんぱく質やビタミンDをとることも重要です。特にビタミンDは消化管でのカルシウムの吸収を助ける働きがある。ビタミンDがないと、骨にカルシウムが届かないのです。

ビタミンDを多く含む食品には、鮭や干し椎茸などがあります。鮭は、なるべく天然ものを選んでください。骨粗鬆症を予防するために、特に女性の方はよく覚えておいてください。


——というと、養殖ものの鮭ではダメなのですか。


同じ鮭でも、養殖ものにはビタミンDがあまり含まれていないのです。手頃な価格の鮭弁当や回転寿司のサーモンには、天然ものがほとんど使われていないので、鮭弁当を毎日食べても効果は薄いでしょうね（笑）。

また、ビタミンDは日光を浴びることで体内でもつくられます。天気のいい日は、ぜひ外に出て散歩をしてください。

ただ女性の方は「シミができる」などと美容面を気にして、あまり日に当たりたがらない。困ったものですが、美への欲求には勝てません（笑）。美容を優先するなら、ビタミンＤに限っては、サプリメントで補うことを考えてもいいでしょう。

――確かに、紫外線は気になります（笑）。皮膚がんを心配する人もいますし。でも、お話をうかがうと、骨粗鬆症のリスクのほうが怖いです。

若い女性にロコモが増えているのは、日光を浴びないせいかもしれませんね。日に当たらないし、運動しない。しかもダイエットといって、ちゃんとした食事をしない。痩せていることも骨粗鬆症のリスクファクターなんですよ。ＢＭＩ19未満の人は気をつけてほしいですね。

ロコモ、メタボ、認知症は連鎖する

――栄養不足や痩せすぎも要注意ですが、肥満やメタボもロコモの原因になりますね。

もちろんです。体重が増えると、膝や腰に負担がかかる。そのためにもバランスのとれた食生活が肝心なのです。

メタボもロコモも高齢者の健康を脅かすもの。高齢者の健康にとって最大のリスクは、メタボ、認知症、そしてロコモだと、前にもお話ししたとおりです。

実は、この3つの病気には相関関係があることが、最近になってわかってきました。施設などに入らず自立して活動している高齢者を調査したところ、変形性膝関節症がある人は、軽度認知障害である比率が高くなるというのです。膝と脳、一見何のつながりもないように思えるのに、実は関係があるのです。また、膝や手の変形性関節症の人は、高血圧である比率が高いという研究結果もあります。

——「坂道の多い街に住むと糖尿病になりにくい」という研究結果もあるそうです。健脚であることは長生きの秘訣だと。関節症があるお年寄りは、歩いたり、動いたりすることに支障があるので、メタボになりやすいということですか？　動けないストレスも関係があるのでしょうか。

いや、膝はまだしも、手は歩くことに直接関係しないので、動けないストレスで高血圧になるというわけではないでしょう。おそらく、人間のもっと根源的な部分、「動物であること」に何らかの関係があるのではないかと思います。

いずれにせよ、ロコモとメタボと認知症はお互いに関係しています。3つの病気が重なって三重苦の状態になっている患者さんもたくさんいらっしゃる。ですが、関連の謎が解ければ、3つの病気、すべてのリスクから解放されることも夢ではないかもしれません。

そのメカニズムが解明されれば、ノーベル賞ものでしょう。そのくらい、すごい発見になると思います。

まとめ

A 続けたい毎日の運動習慣、バランスのとれた食生活

- 「ロコモ度テスト」と「ロコモ25」を定期的に行って、自分の状態を正しく把握し、「ロコトレ」および「ロコトレプラス」で筋力アップ
- 筋肉を増やし強くするためのたんぱく質、骨を強くするためのカルシウム、ビタミンDの摂取など食生活の見直しも重要
- 高齢者の健康にとっての三大リスクは「メタボ、認知症、ロコモ」

この章を振り返って

「転倒➡寝たきり」を防げ！転ばぬ先のロコモ対策を

長患いはせず、「ピンピンコロリ」で天寿をまっとうしたい。

そのための秘訣は、ロコモ予防だったのです。


「介護が必要になる最大の要因は、運動器の疾患である」

この事実が社会に浸透していないことから、ロコモ（ロコモティブシンドローム）という新語は生まれました。

40歳以上のロコモの該当者は推定4700万人。70歳以上では、なんと95%以上の人が当てはまります。

何を隠そう、アラフィフのわたくしもそのひとりです。ロコモに苦しむ諸先輩方に比べれば、まだ若輩者。「事故で骨折したから」「まだリハビリ中だから」などと理由をつけてみるのですが、「日本人の3人に1人がロコモ」だと考えれば、そう珍しい例ではないのかもしれません。

なにせ、東京・丸の内で働く若い女性の3人に1人が〝隠れロコモ〟という時代です。しかも、その数は先の「4700万人」に含まれていない。

本格的な「人生100年時代」を前にして、すでにロコモはそこまで広がっているのです。

国民病と呼んで差し支えない状況ですが、ほんとうに怖いのはこれからではないでしょうか。

団塊の世代が75歳以上となる2025年頃には、病院や街の風景はいったいどうなっていることやら……。自転車よりも車椅子に乗っている人が目立ち、道行く人の大半は杖をついているのかもしれません。

ところが、その危機感が社会全体で共有されていない。

そこに問題があると、大江先生は訴えます。

膝や腰の痛みはつらいが、命にはさわらない。がんや心臓病のほうがよっぽど恐ろしい。

そう思っている方は、認識を改めたほうがよさそうです——ほかでもない、自分の身体を守るために。

骨折や関節の痛みで手術を何度も繰り返し、ついに寝たきりに。身体機能が急速に衰え、あっというまに認知症も進んで……。そんな老後は、誰だって望んでいないはずですから。

ロコモに関するリスクのなかでも、とりわけ理解が広がっていないのが、骨粗鬆症ではないでしょうか。

本書に関する取材を始めた2017年末、骨粗鬆症についての啓発広告が新聞に折り込まれていました。なんと新聞8面分に相当する大広告。スポンサーとなっている製薬会社の意気込みが感じられます。

「『身長低下』は背骨の骨折の危険信号」

「足のつけ根の骨折（大腿骨近位部骨折）の発生頻度　3分に1件」（年間の発生件数を17万5000件と推計した場合）

いやでも目立つ大きな文字。大腿骨近位部を骨折した高齢者のうち、「10％が骨折1年以内に死亡」などと、高齢者の骨折がいかに身近で、いかに危険なものであるかを示し、警鐘を鳴らしているのです。

この広告の効果のほどはわかりません。ひとりでも多くの人にその恐ろしさが伝わってほしい、自分の問題として真剣に考えてほしいと、ただただ、願うばかり。骨がスカスカになり、骨折してからでは遅いのです。

整形外科で扱うロコモの疾患は、骨折や変形性関節症、脊椎管狭窄症などですが、運動器の問題はそれだけではありません。慢性的な腰痛や膝痛など、ちょっとした不調（それでも本人にとっては大いなる苦痛ですが）を抱えている人は、それこそ数えきれないほどいるはずです。

加齢による運動器の衰えは避けられないとしても、その機能をなんとか維持し、上手に長持ちさせることも、これからの時代には大事なことだと思います。

90年、100年と自分の足で歩き続けるために、できることは何でもやってみたほうがいい。もちろん、あくまで心身に無理のない範囲で。

まずは「ロコモ度テスト」で自分の足腰の状態をチェックすることから始めてみてはいかがでしょう。

不肖わたくしも、執筆しながら、おやつ代わりに小魚のスナックをつまんでカルシウム摂取、行き詰まると、気分転換を兼ねてスクワットやヒールレイズで筋力アップと、自分なりにささやかな努力を続けています。冷蔵庫に天然ものの鮭の切り身が入っていることは、言わずもがな。

まさに「転ばぬ先のロコモ対策」です。

とはいえ、すでに「ロコモ度1・5」の身。この程度の取り組みでは不十分なことは重々承知です（そもそも日光も浴びず、部屋にこもって仕事をしている時点で、骨粗鬆症になる危険度は高いのです）。

日々の姿勢や歩き方など、日常生活のなかでさらにどんなことに気をつければいいのか。２章以降も引き続き考えていきたいと思います。

大江先生が最後に指摘された、「高齢者にとって最大の健康リスクは、ロコモ、メタボ、認知症であり、この3つの病気には相関関係がある」というお話も、たいへん興味深いものでした。

それをうかがった直後に放送されたのが、骨に関する最新の科学的知見を紹介する番組。「シリーズ人体　神秘の巨大ネットワーク　〝骨〟が出す！　最高の若返り物質」というNHKスペシャルです。本書とも関連が深いテーマだけに、食い入るように視聴したのは言うまでもありません。

骨が出すメッセージ物質が、わたしたちの記憶力や筋力、免疫力や精力までも操っている。そんな内容に膝を打ちました。

骨が記憶力に関係しているのなら、ロコモと認知症の関連も読み解けるのではないか。そう考えると、何やら興奮します。

骨が弱くなると筋肉も弱くなり、見た目の若さが失われます。全身の「若さ」

を司るのは骨であり、骨が老化のスイッチを押すこともあるというのが、番組の見解でした。

骨がそんな役割を担っていたとは驚きですが、骨と老化に関して、女性なら無視できない、こんな研究結果もあるそうです。

アメリカのある研究によれば、「骨密度が高い人ほど、肌にハリがある」とか。骨粗鬆症になると、骨がスカスカになるだけでなく、お肌もカサカサ、シワシワになるらしいのです。

骨をはじめとする運動器の健全性が、生物としての「若さ」を左右する。

愚見ながら、その背景に、「人間は、立って歩くために進化した」ことが関係しているような気がします。

ロコモの問題は、かくも深淵なるもの。

骨や筋肉を強くして運動器を健全に保つことは、人間が人間であるために必要なことなのかもしれません。

第2章

正しく歩けば寝たきりは防げる

❶ 100歳まで元気に歩くための筋肉づくり

教えてくれる人　田中尚喜氏　●理学療法士　JCHO東京新宿メディカルセンターリハビリテーション室リハビリテーション士長

便利な現代社会に生きるわたしたちは圧倒的な運動不足。ピンピンコロリを目指し、ロコモを予防するためには、適度な運動が必要だということを、前章でお伝えしました。なかでも「歩くこと」はもっとも手軽で効果的な運動です。

正しい姿勢で立ち、歩く。それを実践するだけで運動器への負担が減り、さまざまな心身の不調も改善します。正しい歩行は最強のロコモ対策といえるのではないでしょうか。

交通事故後のリハビリで歩行訓練を繰り返したおかげで、わたしも自分の歩き方を見直すことができました。理学療法士という専門家の力を借りて、身体に負担のかからない効率的な歩き方と、それを支える筋肉の鍛え方を習った……はずですが、「正しい歩き方がほんとうに身についたか」と問われれば、胸を張って「はい」と答えることができません。それほどに、正しく歩くことは難しい。

そもそも、「正しい歩き方」とはどんなものか、きちんと理解し、実践している（ここが肝心！）人がどれほどいるでしょう。

そこで、理学療法士の田中尚喜さんを訪ねました。

田中さんの著書『百歳まで歩く　正しく歩けば寿命は延びる！』は10年以上も売れ続けているロングセラー。「正しい歩き方」を維持するための筋肉の働きや、そのトレーニング方法がわかりやすく解説されています。「人生100年時代」が話題になって以降、急激に売り上げを伸ばしているのも、時代のニーズに合致しているからでしょう。

健康寿命を延ばし、死ぬまで自分の足で歩くために必要なトレーニングについて、最新の知見も含め、田中さんに教えていただきました。

Q どんな歩き方をすれば、100歳まで自分の足で歩けますか。

世界中の人の歩き方が間違っている？

――普段から、自分の歩き方について深く考えている人はあまりいないのではないでしょうか。そもそも「正しい歩き方」の何たるかを知らない人が大半だと思うのですが、田中さんは、最近の日本人の歩き方をどうご覧になっていますか？　わたしたちは「正しい歩き方」をしているでしょうか。

日本人はもちろん、世界中のほとんどの人は、きちんと歩けていないと思いますよ。日本人の9割は、間違った歩行をしています。

――えっ、世界中の人がダメなんですか。

はい。ヒマラヤ山脈やペルーのマチュピチュなど山岳地帯に住んでいる人たちを除けば、あとの人は基本的におかしい。「最近の若者は姿勢が悪い」などといわれますが、姿勢と歩行は表裏一体なんです。姿勢が変化すれば、歩行もやはり変わってきます。

——具体的に、どこがおかしいのでしょう。

まず大股で歩いている。そこが根本的におかしいんですよ。歩幅を広くすると、足が地面に接地しているとき（立脚期）に膝を伸ばし切ることができません。そのため膝が曲がってしまうのです。

——膝が曲がってしまうから、大股で歩くのはよくないのですね。

そうです。小股で歩くのが正しい歩き方だし、3歳くらいの子どもは、誰に教わるでもなく、そうやって歩いています。おそらく本能のままに歩くと小股になるのでしょう。ところが、学校に行き始めるあたりからおかしくなってくる。

――なぜでしょう。運動会の行進などで大股歩きを教わるからでしょうか。

教育も無関係とは言えないかもしれません……。学校の先生も「正しい歩き方」をちゃんと理解していませんからね。

でも、それ以上に影響しているのが、歩かなくてもすむ便利な生活環境です。交通網が発達し、自動車や電車、バスで移動することが当たり前になった今、わたしたちはすっかり歩かなくなってしまいました。

ヒマラヤやマチュピチュの人たちが小股でちゃんと歩けているのは、山岳地帯で、歩く以外に移動手段がないからでしょう。

――なるほど。「歩かなくていい生活」が間違った歩き方の元凶だと。これはロコモにもつながってくる話です。

「食事」と「睡眠」と「歩行」は、人間にとって必須の活動です。取りすぎはいけないけれど、足りないのも問題がある。食べすぎも、食べないことも身体に悪いのと同じで、歩きすぎも、歩かないのもいけないのです。

必須の活動ですから、本来、歩くことは、エネルギーをそれほど消費せずに行うことができるはず。ところが、日常生活で歩く機会が減ったために、現代人は歩くために使う筋肉が弱くなってしまった。歩行能力が衰えた結果、しっかりと歩くことができないし、歩くとすぐに疲れてしまうのです。

——筋力が衰えているから、歩くとすぐに疲れる。疲れるからさらに歩かなくなって、ますます筋力が落ちる。悪循環ですね。実は、わたし自身がまさにそうで、「下肢の筋力をつけなければいけない」とわかっているのに、階段を避けて、ついついエスカレーターに乗ってしまいます（笑）。

階段の上り下りがつらいなら、階段は無理に使わなくてもいいんです。でも、ちゃんと歩いたほうがいい。鴨長明の『方丈記』にも、「つねに歩《あり》き、つねに働くは、養生なるべし」とある。いつでも、どこでもできる運動が「歩行」であり、それが健康、長寿につながるのです。

それに近年は、「歩かない」という傾向にますます拍車がかかっている気がします。講演などの際、「1日1万歩、歩いていますか?」と参加者に尋ねると、5年ほど前なら、手をあげる方が2、3人はいたんです。でも今はほぼいません。

それほど歩かなくなってしまったのに、「身体を鍛えないといけない」などと言って、いきなり運動を始める人がいるんですよ。「走ることは健康にいい」と勘違いして、膝に痛みがあってもサポーターを巻いて走ったり……。「正しい歩き方」もできていないのですから、とんでもない話です。

先ほど、人間の必須の活動として「食事」「睡眠」「歩行」の3つをあげましたが、「食事」「睡眠」とくれば「運動」だと思った人もいるかもしれません。でも、「運動」ではなく「歩行」だというところに注意してください。

「運動」は、必須の活動である「歩行」の先にあるもの。ベースとなる「正しい歩行」もおぼつかないのに、それを飛び越して「運動」をするのは問題があるのです。

ウォーキングブームの功罪

――「中高年になって、突然マラソンを始めることはお勧めしない」と、整形外科医の大江隆史先生もおっしゃっていました（1章参照）。ところが、多くの人は、「走ることは身体にいい」と単純に思い込んでいる。そこが危険ですね。

実は、例の〝大股歩き〟が広まった背景にも、ジョギングブームがあるのです。

30年ほど前に、ジョギングで突然死する人が増えて、社会問題になったのをご存じですか。それを機に「ジョギングは危険だ」という認識が広まったのですが、運動をまったくしないのも健康によくない。そこで、「ウォーキングというムーブメントをつくろう」という機運が生まれたのです。

そのとき、東京大学の宮下充正名誉教授（現）が書かれたのが、『あるく――ウォーキングのすすめ』（1992年）という書籍です。この本で「正しい歩き方」とされたのが、広い歩幅で腕を振って歩くこと。着地するときはかかとから、そして、つま先で蹴り上げて前に進むことが推奨された。

以降、「大股で歩くことが正しい」とされてしまった。いろいろな本にも、いまだにそう書かれています。

——確かに、最近のウォーキングの本にも「できるだけ大股で歩きましょう」なんて書いてありますね。

とにかく大股がいいと、みんなが思っていますから。

これは日本だけの傾向ではなく、アメリカにも大股を勧める考え方があり、今や世界中に広まっているのです。ですが、大股で歩く意味はまったくない、というのがわたしの意見です。

その理由を説明しましょう。筋肉の分類方法のひとつに、筋線維の収縮の違いに着目して、瞬発力のある「速筋」と、持久力のある「遅筋」に分ける、という考え方があります。

「速筋」は身体の表面に多く存在します。すばやく収縮することができますが、疲れやすく、筋肉痛の原因にもなりやすい。一方、「遅筋」は身体の奥に多い。収縮はゆっくりですが、疲れにくい〝省エネタイプ〟の筋肉です。

「立つ」「歩く」「坐る」といった日常の動作に必要なのは、「遅筋」を中心とする筋肉なんですよ。つまり中高年の場合、「速筋」ではなく、身体の奥にある「遅筋」を主に鍛えたほうがいい。それが、死ぬまで自分の足で歩き、健康寿命を延ばすことにつながります。

ところが大股歩きでは、（ももの裏側にある）ハムストリングスなど「速筋」を中心とした筋肉が使われる。「速筋」は疲れやすく、肉離れを起こしやすい。わざわざ大股歩きをして「速筋」を使うメリットはないのです。

——肉離れになったら、歩くことがさらに嫌になってしまいます。ロコモ対策としても逆効果かもしれません。

もともと「歩行」とは、移動の手段なのです。歩き回って食べ物を探す、ある場所まで移動する、そうした目的のために歩くということ。人間にとって「歩くこと」は「生きること」と同義ともいえる。生きるために必須の活動ですから、（大股歩きのように）余分なエネルギーを消費したり、筋肉痛になるような歩き方は、本来しないはずなのです。

また、移動とは、物体の中心、すなわち重心を目的地へ移動させることに他なりません。人間で考えれば、重心は骨盤あたり、仙骨のちょっと前くらいにある、というイメージです。その重心をなるべく動かさずに目的地に移動させるのが効率のよい歩き方のはずですが、最近の人たちの歩き方を見ていると、歩いている最中に、重心である骨盤が大きく上下に揺れるのです。

女優やモデルなど「歩き方がきれい」といわれる人たちも、上下動がかなりある。テレビCMなどで彼女たちがさっそうと歩く姿を観察すると、なかには10センチ以上動いてしまう人もいるんですよ。

通常、重心の上下動は上2センチ、下2センチまでですから、それを超えると歩行としてはよろしくない。膝が完全に曲がり、足を高く上げてバタバタと歩いているのも気になります。背筋を伸ばしている点は評価できますが、それ以外は身体に悪い、間違った歩き方といえるでしょう。

「立つ」「歩く」の正しい姿勢とは

――過剰な上下動はエネルギーを浪費するわけですね。関節にも負担がかかりそうな気がします。とはいえ、モデルのようにかっこよく大股で闊歩《かっぽ》している人は、日常ではあまり見かけませんが……。

それでも膝は曲がっているし、腕も振りすぎている。上下だけでなく、左右に腰が動いている場合もあります。

両足が同時に地面から離れる瞬間がある移動方法を「走る」、常にどちらかの足が地面についている移動方法を「歩く」と呼びますが、みなさんの歩く姿を見ていると、両方の足が地面から離れる瞬間があるんですよ。また、ももを上げて大股で歩くため、走っているときのように膝が曲がります。走っているわけではないけれど、「歩行」とも言い難い。「走る」と「歩く」の中間のような、奇妙な歩き方をしている人がたくさんいるわけです。

もちろん、姿勢もよくありません。立ったときに、重心が左右の足の中心に落ちるように、また、横から見ると、耳のうしろ、肩、膝の皿のうしろ、そしてくるぶしが一直線上になることが重要ですが、そうなっていない人が目立ちます（P91参照）。

先ほどもお話ししたように、姿勢と歩行は表裏一体。正しい姿勢は正しい歩き方の前提条件なのです。

――姿勢といえば、リハビリに通っていたときに、胸を開いて体幹を意識し、お尻にギュッと力を入れて立つことを教えてもらいました。そうすると、まっすぐな姿勢になりますよね。

お尻の筋肉である大臀筋《だいでんきん》を意識することは、正しい立ち方のポイントです。大臀筋は立つときに姿勢を支えるだけでなく、歩くときにも非常に重要な役割を果たします。加齢や歩行不足などでこの大臀筋が衰えると、骨盤が前傾するなど姿勢が崩れてくる。大臀筋の筋力を維持することは、「正しい歩き方」の要といえるでしょう。

正しい立ち方

ポイントは、お尻の筋肉・大臀筋を意識することです

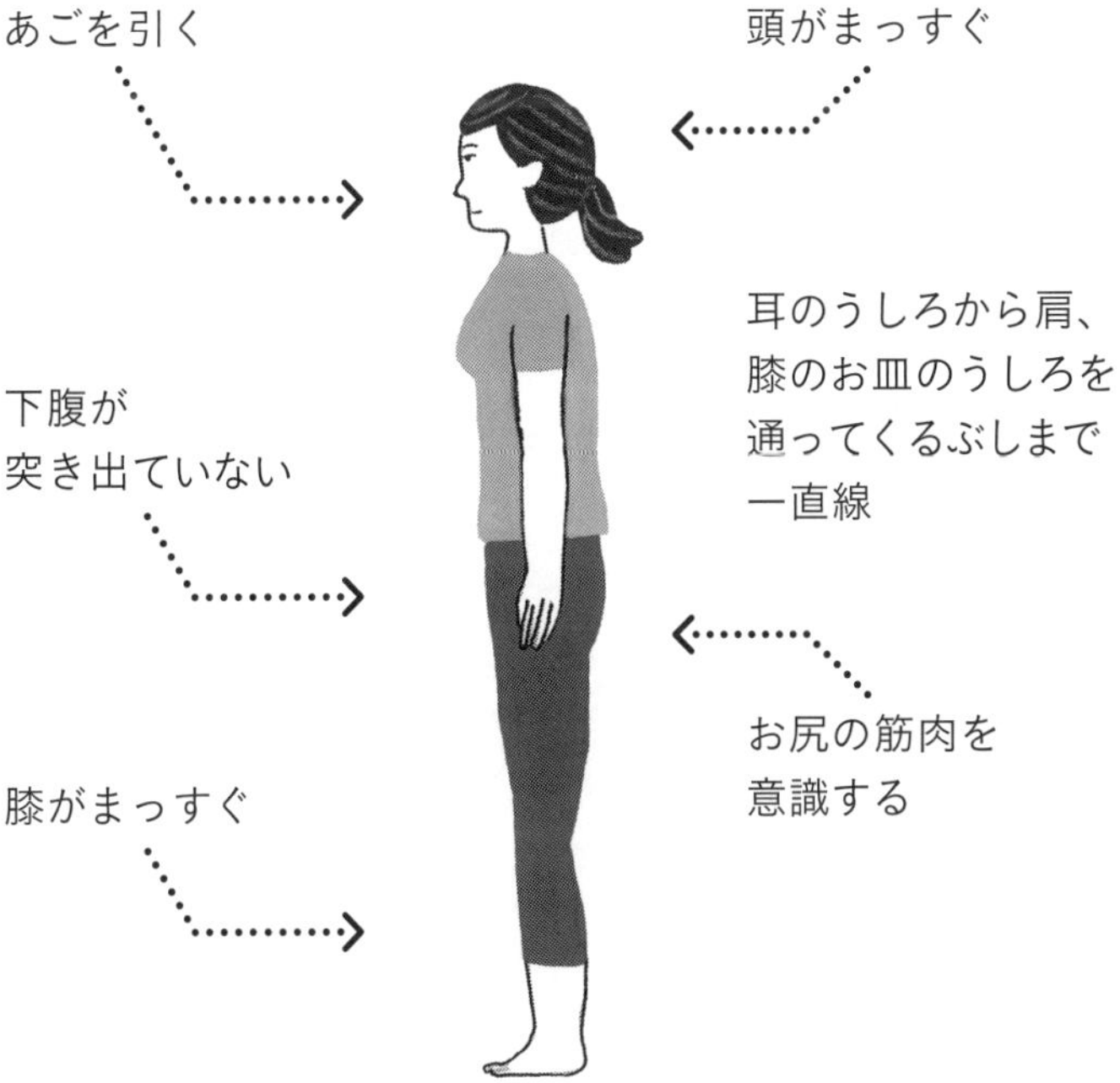

出典：『図解 百歳まで歩く』田中尚喜著（幻冬舎）をもとに作成（以下同）

それに姿勢が崩れると、横から見たとき、胸より肋骨のほうがせり出してしまうこともあるんですよ。特に若い人にはそういう姿勢の人が増えている。同業者が出している健本でも、そんな姿勢の女性がモデルになっていたり……。読者のお手本となる姿勢ではないので、いかがなものかと思いますね。

――女性でも、胸より肋骨のほうが前に出ているのですか？　なぜ、そんな姿勢になってしまうのでしょう。

歩行不良や運動不足で筋力が落ち、身体のバランスが崩れるからです。骨盤が過度に前傾すると、背中が反って肋骨が開き、前に飛び出してしまいます。逆に、骨盤が後傾して、猫背になる人も多いですね。

まっすぐ立ったとき、耳のうしろ、肩、膝の皿のうしろ、くるぶしが一直線になる理想的な姿勢を保つには、小股で膝を伸ばして歩くことが基本なのです。歩幅を大きくすると、姿勢も歩き方もおかしくなってしまいます。

――姿勢が崩れると、腰痛や膝痛、肩こりにもつながりますね。

そのとおりです。ロコモの危険性が高まるのはもちろん、お腹がぽっこり出るなど、体形も崩れます。代謝が悪くなって生活習慣病のリスクが高まるほか、冷え症になったり、疲れやすくなったりと、身体にさまざまな悪影響が出るのです。

まとめ

A 正しい姿勢で小股で歩いて筋力をつけよう

- 現代人の9割は間違った歩き方をしている
- 小股で膝を伸ばして重心をなるべく動かさずに歩く
- 死ぬまで自分の足で歩き、健康寿命を延ばすためには、身体の奥にあって持久力のある「遅筋」を鍛えることが重要

Q 正しく歩くために必要な筋肉は、どうやって鍛えればよいでしょう。

大臀筋を鍛える

――先ほど、「遅筋」と「速筋」の話が出ましたが、歩くときにはどんな筋肉が使われているのでしょう。100歳まで歩き続けるためには、どんな筋トレが必要なのか教えてください。

まずは、歩くという動作をくわしく見ていきましょう。

歩くという動作は「支持」と「推進」で成り立っています。片方の脚に重心を載せて身体を支え、もう一方の脚でうしろから前へと重心を送り出して、前に進める。

さらに細かく言うと、うしろの足の親指（母趾《ぼし》）の腹のあたりで地面を押して、重心を前方に送り出し（推進）、反対の脚で身体を支える（支持）。すると、うしろの脚が振り子のように前に振り出され、かかとから着地する。このとき、膝は伸びており、脚は身体よ

正しく歩くために必要な主な筋肉

大臀筋	全身の筋肉の中で2番目に大きく、骨盤を支え、すべての筋肉の土台となっている
大内転筋	内ももの中で最も大きな筋肉。歩行時に体重を支えバランスを保ち、脚を動かす股関節の内転や伸展にも関わる
ヒラメ筋	アキレス腱とつながり、ふくらはぎの奥にある筋肉。歩行では最後に地面を押し出すときに動く
ハムストリングス	ももの裏側にある3つの筋肉からなり、アクセルの役目を果たす。膝を曲げる、股関節を伸ばすときにも働く
中臀筋	大臀筋の奥にあり、骨盤や歩行を支える筋肉で、この筋肉が衰えると脚がもつれたりして、歩行が安定しない
大腿四頭筋	歩行時などの重心の上下をコントロールする役目を果たし、膝を伸ばす、股関節を曲げるときにも使う
多裂筋	背部の首の下から腰椎までを縦に走る脊柱起立筋群に属する筋肉。脊柱を正しい位置にして姿勢を維持する
腹直筋	腹部の前面に垂直に位置し、肋骨と骨盤を結んで体幹の姿勢を維持する。衰えるとぽっこりお腹の体形になる

出典：『図解 百歳まで歩く』田中尚喜著（幻冬舎）

りも前に出ない。この動作を繰り返すことが、わたしの考える「正しい歩行」です。

歩行とは「重心を前に運ぶこと」であると考えると、推進するという側面は非常に重要ですが、一方の脚が推進しているあいだ、支点としてしっかりと身体を支えるという役割も大切。その「推進」と「支持」の両方で、大臀筋が働いているのです。

くわしく言えば、「支持」では、大臀筋と内ももの筋肉である内転筋が、「推進」では、大臀筋の上部線維とふくらはぎの奥にあるヒラメ筋が、主動作筋（推進力となる筋肉）として使われます。

歩くために重要なのは、大臀筋、内転筋、ヒラメ筋ですから、これらの筋肉を重点的にトレーニングしたほうがいい。イラストを参考に、ぜひ試してみてください（P98、99、101、103参照）。大臀筋のトレーニングでは、脚のあいだにクッションをはさむと、より効果的です。1日5分程度でかまわないので、毎日続けることが肝心です。

――ヒラメ筋を鍛えるつま先立ちは、ロコトレプラスの「ヒールレイズ」と同じですね。

筋トレといっても、それほどハードではなく、テレビを見ながらでもできそうです。ただし、大臀筋のトレーニングだけはちょっと苦手なんですよ。片脚を伸ばしたままお尻を上げるのがキツくて（笑）。

それは大臀筋が衰えている証拠です。トレーニングを続けて、しっかり歩いたほうがいいですね。

大臀筋は全身の筋肉のなかで2番目に大きいもの。歩行において非常に重要な筋肉で、大臀筋の筋力が低下すると姿勢にも影響を及ぼすことは、先ほどもお話ししたとおりです。

――はい、今日からがんばります（笑）。ですが、片脚を伸ばし、しかもクッションをはさんだままお尻を上下する運動は、お年寄りにはたいへんではないですか。手術のあとの廃用症候群で筋力がガクンと落ちたとき、自分でも驚くほど身体が動かなくなったんです。「まるで高齢になった自分を先取りしているみたいだな……」と感じたのですが、あの頃、こんなトレーニングはとてもとても無理でした。

大臀筋のトレーニング

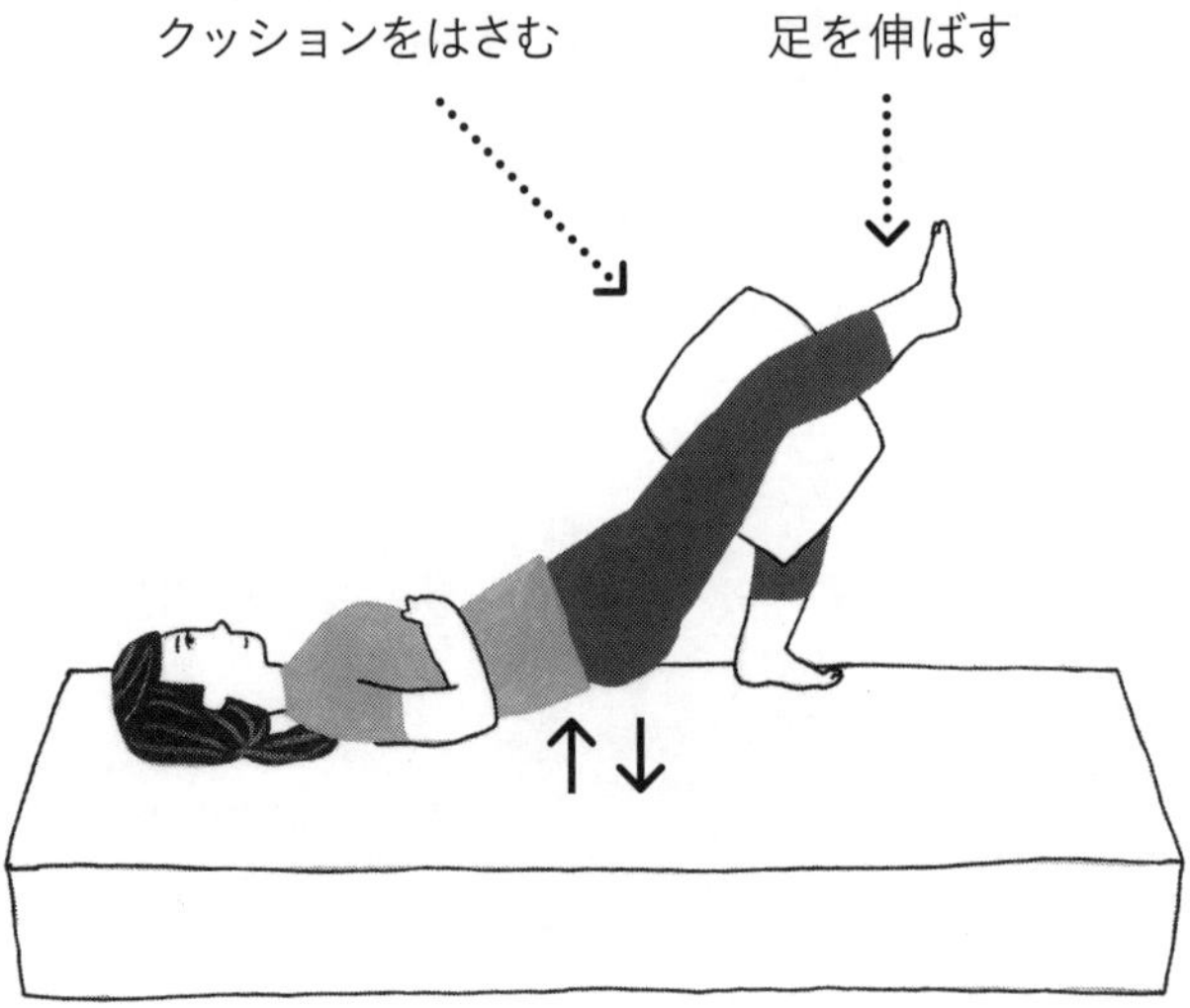

1

仰向けに寝て両膝を曲げて、ベッドにつけたかかととお尻の位置をできるだけ近づける

2

膝と膝の間にクッション（10㎝程度の厚さ）をはさんでから片方の足を上げ、お尻をゆっくり上げ下げする。左右10回繰り返す

大臀筋のトレーニング

（片足を上げるのが難しい方向け）

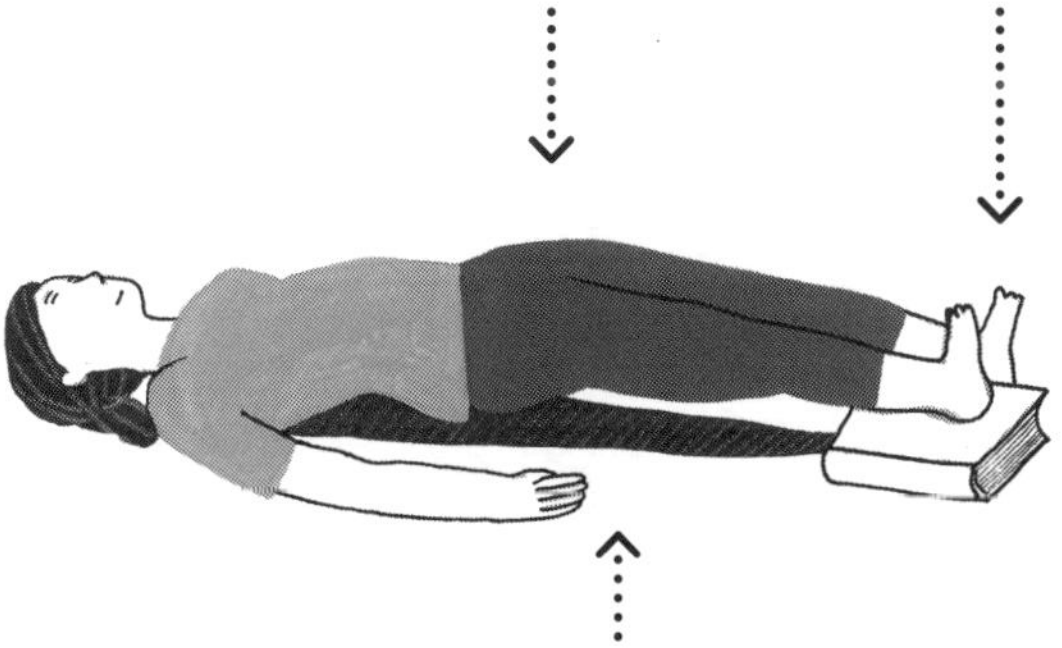
股関節を
内側にひねる
かかとの内側を
下に押しつける
お尻を持ち上げ3秒キープ

1

仰向けに寝て足を軽く開き、電話帳くらいの厚さの本か台の上に片足のかかとをのせる

2

お尻を持ち上げて3秒キープ。左右10回繰り返す

確かに、あのトレーニングをお年寄りにやってもらうと、お尻を下げるときにクッションを落としてしまう方が多いですね。「片脚を上げるのも難しい」という人は、もうひとつの簡単なほうのトレーニングでいいので、できる範囲で、毎日続けてほしいと思います。

実は、大臀筋が弱っているのは中高年だけではなく、若い人にも増えているんですよ。股関節があまり曲がらず、歩くとき、足が重心よりもうしろに行かないというのも気になる点で……。そういう歩き方だと、大臀筋の上部線維が使われないため、筋力がますます低下してしまうんです。

テレビなどで女優やモデルの歩き方を見ていても、この傾向が顕著なので、しっかり鍛えてほしいですね。

内ももの筋力低下で若者も尿もれに

――やはり、若い人に隠れロコモが増えているということですね。

そうですね。若い世代は膝を曲げたまま歩いているので、内転筋が衰えている場合も多

大内転筋のトレーニング

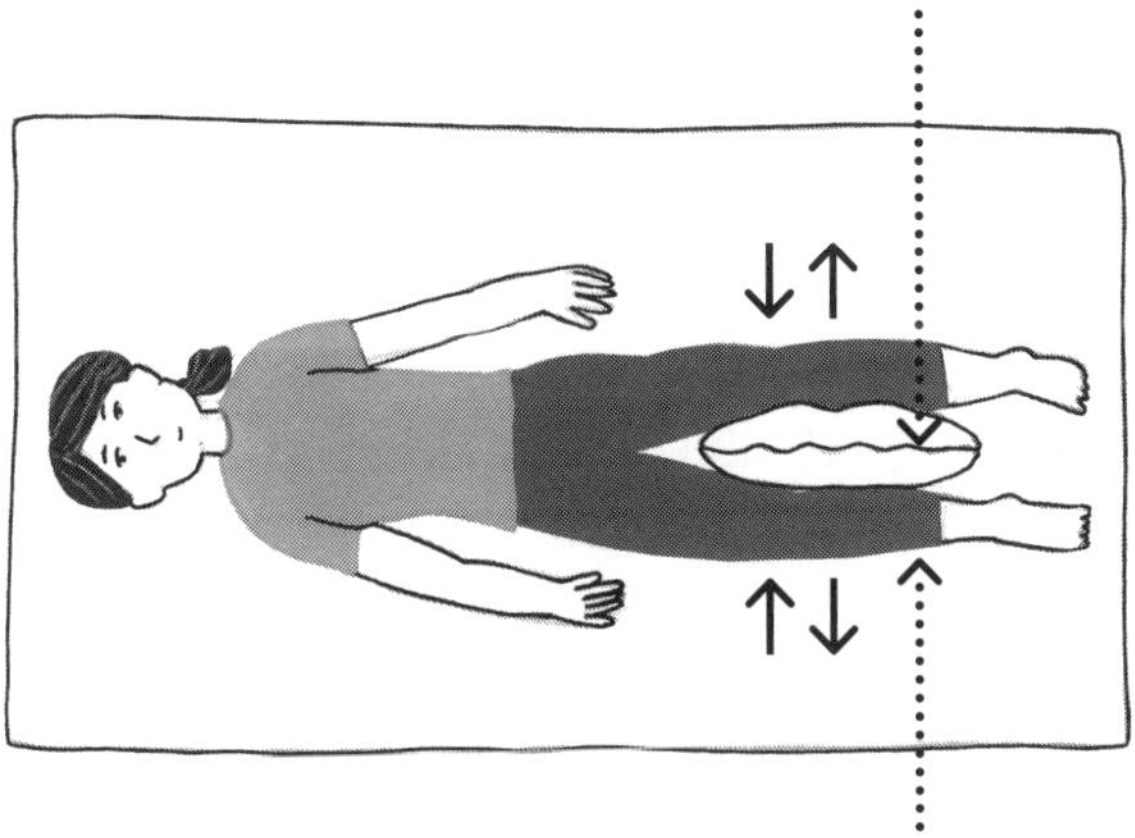

1

仰向けに寝て足を少し開き、足先が内股にならないようにしてクッションをはさむ

2

膝を伸ばして3秒足を閉じ、そこから3秒力を抜く。20回繰り返す

い。膝を伸ばさないと、内転筋は使えませんから。

両脚をそろえて立ったとき、内ももや膝のあいだの隙間が大きく開いている人もよく見かけます。もう、スカスカじゃないですか。


――いわゆるO脚ですね。若い女性にはほんとうに多い。そういうポーズが「かわいい」と思われていることもあって、かなり内股になっているのも気になります。つま先だけで、つんのめるように歩いていたり……。


忍者歩きのようなひどい歩き方ですね（笑）。

以前、週刊誌のグラビア写真で、北朝鮮と韓国の女子中学生を比べる企画があったんです。韓国の女の子は日本と同じように「O脚で内股」ですが、北朝鮮の中学生は両膝がぴったりとついている。

おそらく、韓国は日本と同様にモータリゼーションが発達して歩かなくなった一方で、北朝鮮ではしっかり歩いているせいだと思います。

ヒラメ筋のトレーニング

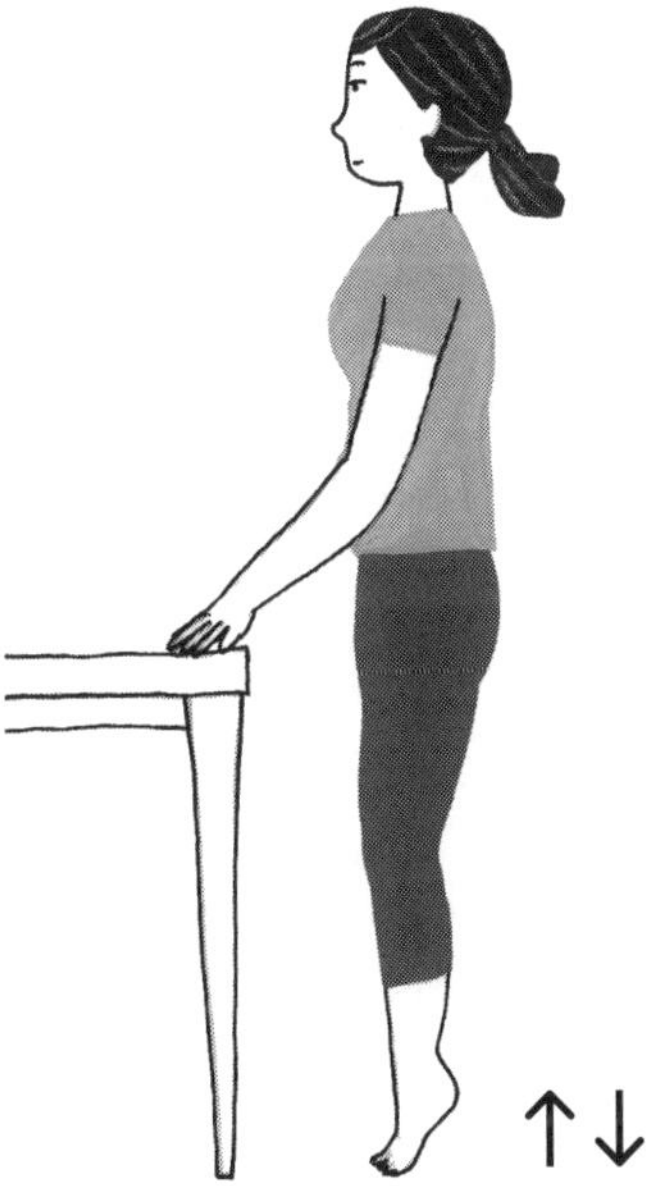

1

壁やテーブルに手をつき、背筋を伸ばしてめいっぱいかかとを上げる

2

かかとを3分の1ずつゆっくり下ろして床につける。20回繰り返す

若い人の問題でさらに気がかりなのは、大臀筋や内転筋の筋力低下で、尿もれが起きていることです。尿もれなんてお年寄りの話だと思うかもしれませんが、最近は、20代の人のあいだでも深刻な問題になっているのです。デリケートな話のせいか、あまり表面化していませんが……。

——しかも男女を問わず、だとか。ショッキングな話ですが、ロコモ関連の取材をしているとけっこう耳にします。若い男性も尿もれパッドを使っていると聞きました。

内転筋を鍛えるには、脚のあいだにクッションを挟み、内ももでぎゅーっと絞めつける運動がいいんですよ。

太ももの大腿四頭筋が萎縮して膝痛になり歩けなかった方が、このトレーニングで内転筋を鍛えた結果、10日くらいで歩けるようになったんです。数カ月続けてもらうと、階段も上れるようになって……。歩行には、（大腿四頭筋よりも）内転筋が重要だということがわかる例だと思います。

歩くときに内ももの筋肉が働いているというのは、想像しづらいかもしれません。内転筋の活動は、筋電図（注）でもなかなか確認できないのですが、歩行においてとても重要な役割を果たしているのです。

――歩くときに内ももはあまり意識しませんが、重要な筋肉なのですね。その内転筋や大臀筋、ヒラメ筋は「遅筋」が多い筋肉ですか。

そうです。ですから普通は疲れにくいのですが、高齢者が歩くときは、推進力としてももの裏側にあるハムストリングスも使います。ハムストリングスには「速筋」が多い。前にもお話ししたように、「速筋」は疲れやすいため、高齢者は少し歩くだけで、すぐにくたびれてしまうのです。

高齢者はハムストリングスを鍛えよ

――なぜ、高齢者はハムストリングスを使うのですか。

（注）筋肉の活動電位を波形で記録したもの。その波形の特徴によって、神経系や筋肉の障害の有無、種類、性質、部位などの診断に役立つ。

高齢になると運動器の変性が進み、膝や股関節が曲がった状態で歩かざるをえないことが多いんですよ。若いときのように、後方の脚で身体を前に押し出すことが難しく、前にある脚を支点にして、身体を引き寄せるようにして歩くことになる。そのときにハムストリングスを使うのです。

高齢者にとって、ハムストリングスの衰えは歩行能力の低下に直結する。つまり、ここを鍛えることがとても重要になるのです（P107参照）。

「きんさん・ぎんさん」として有名になった故・成田きんさんは、ハムストリングスを鍛えることで、100歳になってもご自分の足で歩いていたそうですよ。

――中臀筋はどうですか。わたしがリハビリで歩く練習をしていたとき、「中臀筋が弱いので、もっと鍛えましょう」とよく言われました。先ほどの大臀筋、内転筋、ヒラメ筋、ハムストリングス以外に、どんな筋肉が歩くときに使われているのでしょう。

中臀筋はもちろん、大腿四頭筋、腓《ひ》腹筋《ふくきん》なども補助筋として使われています。

ハムストリングスのトレーニング

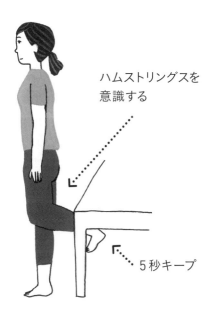

1

立った姿勢で、ベッドの下の部分など50㎝くらいの高さのところに、足首のうしろを引っかける

2

足を持ち上げる感じで力を入れて5秒キープ。左右5回繰り返す

中臀筋は大臀筋の奥にあり、骨盤を安定させる役割があります。中臀筋はすごく重要だといわれてきたのですが、実はそれほど重要ではないこともわかってきて……。今、ちゃんと歩けていれば、中臀筋はそれほど気にしなくてもいいと思いますよ。ただ、足がもつれたり、転びやすい人は、中臀筋のトレーニングもやったほうがいいでしょう（P109参照）。

それから、太ももの筋肉群である大腿四頭筋は、歩くときに重心の上下動をコントロールする。膝を伸ばしたり、膝折れを防止する役目もあります（P110参照）。

また、ふくらはぎにある腓腹筋は、うしろの脚を蹴り出すとき、膝を曲げるときに使われる。ヒラメ筋と同様、腓腹筋も重心を前方に移動させるときに働くのです。

ヒラメ筋も腓腹筋も下肢のうしろ側（背中側）にある筋肉ですが、ヒラメ筋のほうが深部にあり「遅筋」が多い。一方、腓腹筋は表面にあって「速筋」と「遅筋」が半々くらい。ヒラメ筋をうまく使えていれば、長時間歩いても疲れにくいのですが、歩行不足などでヒラメ筋が衰えると、代わりに腓腹筋を使ってしまい、すぐに疲れてしまうのです。

長く歩いたあとに膝が痛くなったり、ふくらはぎが張ったり、むくんだりする人は、ヒラメ筋をうまく使えていない証拠。ヒラメ筋をしっかりと鍛えてください。

中臀筋のトレーニング

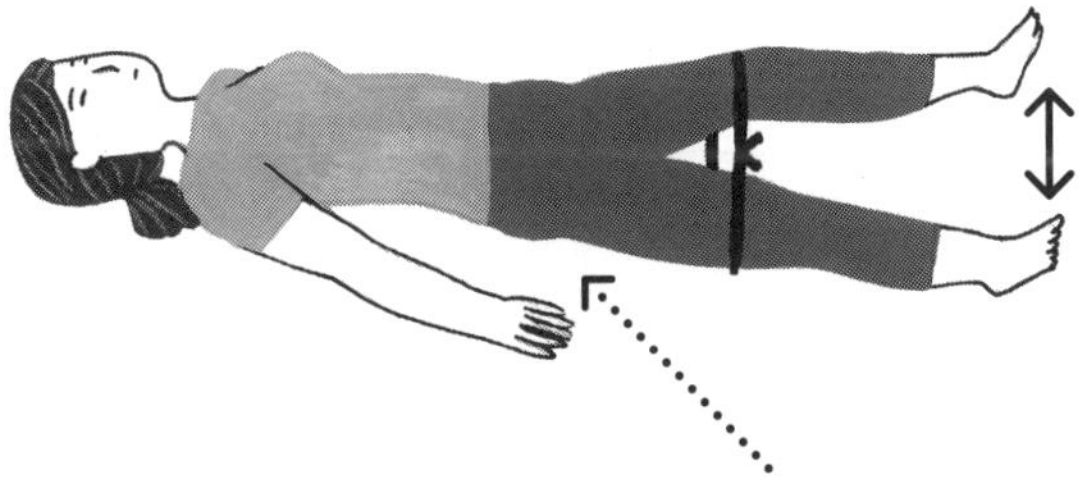

1

仰向けに寝て、肩幅くらいまで足が開くように
ひもで結ぶ

2

いったん足を閉じてから、ひもいっぱいまで
足を開いて3秒キープ。10回繰り返す

大腿四頭筋のトレーニング

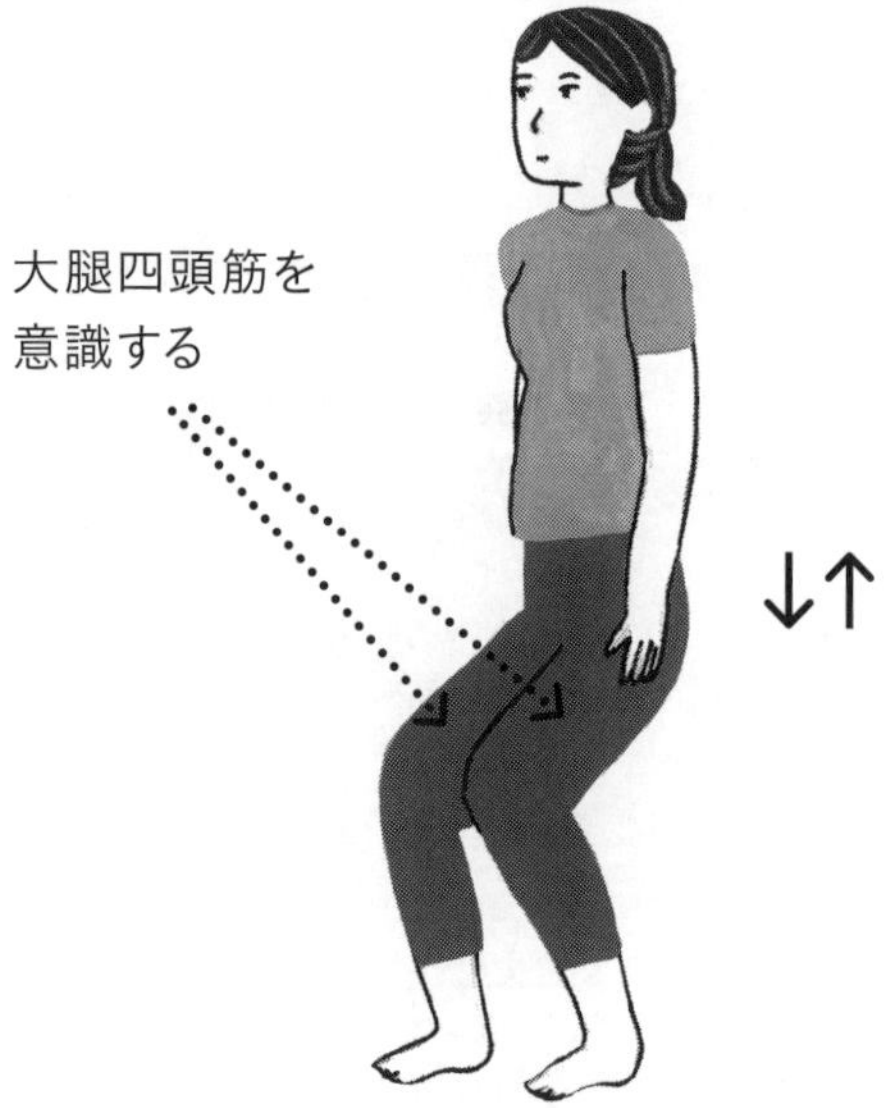

1

顔を正面に向けてまっすぐな姿勢で立つ

2

姿勢を維持したまま、膝の曲げ伸ばしを、
10回繰り返す

——わたしも以前はふくらはぎがカチカチで、マッサージに行くと「すごいですね〜」と驚かれました。ヒラメ筋が使えていなかったのかも。最近は、駅で電車を待っている時間や、歯磨きをしているときなどに、意識してつま先立ちをするようにしています。でも、ただ単につま先で立つだけでいいのでしょうか。

つま先立ちをするときは、かかとを少し浮かせてから、足の小指の付け根、親指の付け根、親指の腹の順に、ゆっくりと重心を移動させるといいですよ。かかとをおろすときは、反対に、親指の腹、親指の付け根、小指の付け根の順に。これによって、腓腹筋とヒラメ筋を別々に鍛えることができますし、内転筋や大臀筋も鍛えられる。とても効率のいいトレーニングです。

また、正しい姿勢を維持するためには、多裂筋（背筋）と腹直筋（腹筋）を鍛えることも忘れないでください（P112、113参照）。多裂筋は脊柱を支える脊柱起立筋群の一部で、首の下から腰椎まで続く、背中ではとても重要な筋肉です。

腹直筋が弱くなると腰痛の原因にもなるので、こちらもしっかり鍛えてほしいですね。

多裂筋のトレーニング

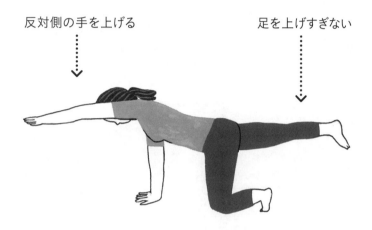

1

両てのひらと両膝を床につけて四つん這いになる

2

1の姿勢から片手を前に出し、反対側の足をやや上方に上げて戻す。左右3回繰り返す

腹直筋のトレーニング

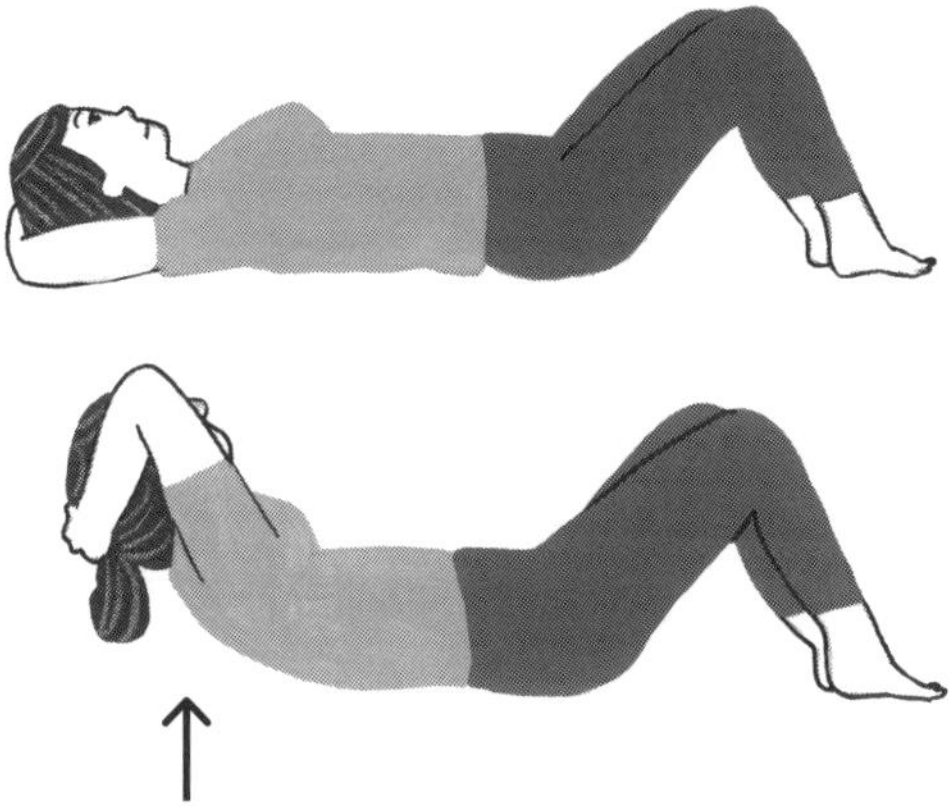

肩甲骨を持ち上げるように意識する
反動をつけて起き上がったり
無理におへそをのぞきこまない

1

仰向けに寝て頭のうしろで手を組み両膝を立てる

2

そのまま起き上がれるところまでゆっくり起き上がり、元に戻る。5回繰り返す

効果抜群の「うしろ歩き」

――ほかにお勧めのトレーニングはありますか。

1日に1回、「うしろ歩き」をすることを習慣にするといいと思います。進行方向に背を向け、足をうしろに引いて、つま先から着地、親指の腹で地面を押して、うしろにゆっくりと歩く。これだけで、通常の歩き方の6倍も大臀筋とヒラメ筋を使うことになるのです。

重心移動がうまくできない人や、歩きにくさを感じている人は、試してみてください。大臀筋とヒラメ筋を効率よく鍛えられ、無意識で行ってきた間違った歩き方も自然に矯正されると思います（P115参照）。

このトレーニングは即効性もあって、長い廊下などでうしろ歩きを数回繰り返すだけで、膝を曲げたまま歩いていた人も、膝を伸ばした「正しい歩き方」ができるようになります。

前向きだとうまく歩けない高齢者も、うしろ向きならスタスタ歩けることも。うしろ歩

「うしろ歩き」トレーニング

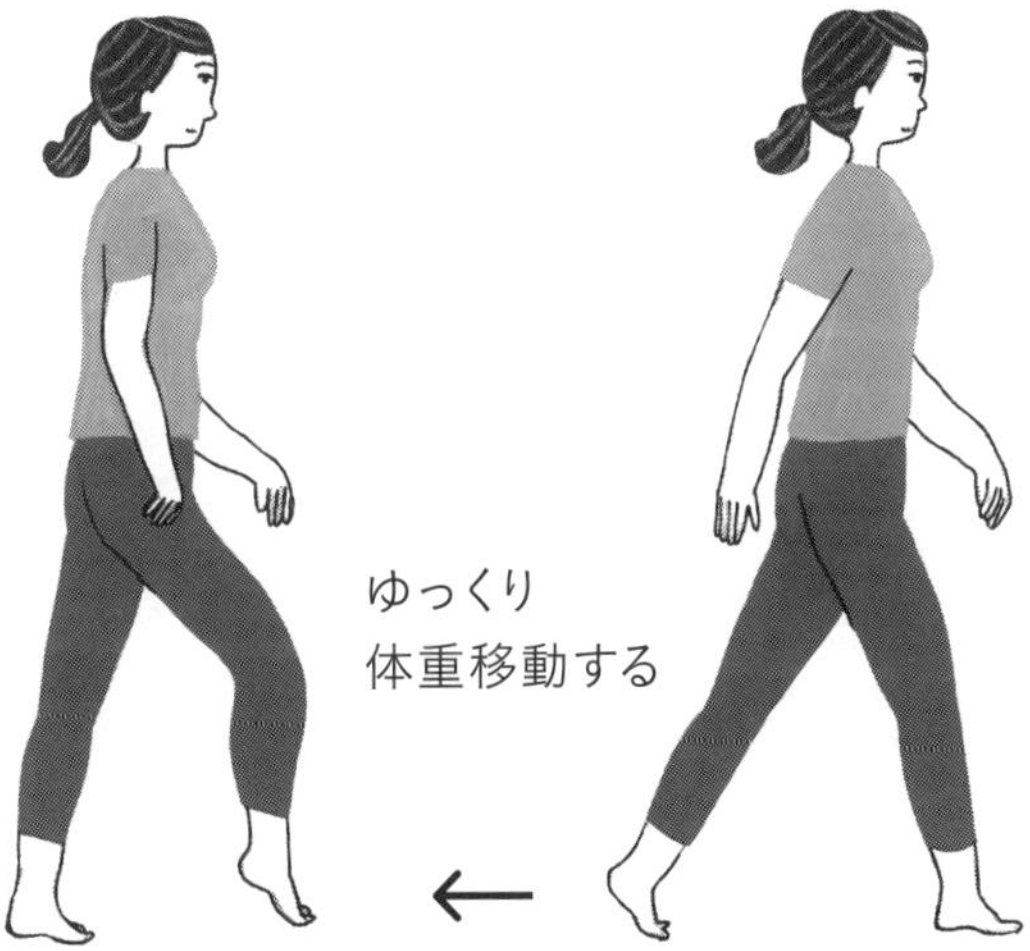

1

大股で足をうしろに引いて、つま先から着地して、親指の腹で地面を蹴ってうしろに歩く

2

太ももとお尻に力が入っていることを意識しながら、ゆっくり体重移動をして、2〜3分うしろ歩きを続ける

きを続けるうちに筋力が鍛えられて、前向きでもしっかり歩けるようになる。ロコモが進んでいる人は、壁伝いや手すりをつかみながら歩くと安心です。

「うしろ歩きを毎日続けていたら、尿もれが治った」なんて話も聞きました。大臀筋が鍛えられるから、そういう効果もあるんですよ。

――これは楽しく続けられそうですね。マイケル・ジャクソンの「ムーンウォーク」みたい（笑）。ふくらはぎのあたりが気持ちよく伸びるので、効果がありそうな気がします。

実は「うしろ歩き」トレーニングの効果は、わたし自身が患者として検証しているんですよ。

『百歳まで歩く』を出版した翌年の２００７年、脳梗塞を発症して、この病院（当時は東京厚生年金病院）に入院し、リハビリテーションを受ける側になったんです。

入院中は、自分のトレーニングを終えたあとの空き時間に、「うしろ歩き」を含め、さまざまなトレーニングを自分の身体で試してみました。まだ車椅子を使っていましたし、ほんとうは許されないのですが、家内に助けてもらって、ベッドの柵や手すりにつかまりながら……。

そんなわけで、入院中もけっこう動いていましたね。毎日「うしろ歩き」を続けた結果、効果があることがわかったのです。

――まさに身をもって検証されたと。それにしても脳梗塞とは……。たいへんなご経験でしたね。ご自分が勤める病院に入院するというのも、なかなかないケースではないですか。

今は痩せましたが、当時はメタボ気味でタバコも吸っていました。それで脳梗塞になってしまったんです。

――無事に回復されてよかったです。

ポジティブな〝老人力〟

――高齢になって腰が曲がってきても、先ほど教えていただいたトレーニングを続けていれば、元気に歩けるわけですね。

そのとおりです。それに腰が曲がったままでもかまわないし、杖をついて歩いてもいいんです。日本では杖をつくことがネガティブに捉えられていますが、「老人になると杖をつくことができる。腰を曲げることができる」というように、〝老人力〟をポジティブに考えたほうがいい。80歳にもなれば、杖をついたほうが安定して歩けるし、転倒も防ぐことができます。

人生100年時代に向けて、こうした意識も変えていく必要があるのではないでしょうか。黒柳徹子さんなど、高齢になっても元気に活躍されている著名人が、堂々と杖をついてテレビに出れば、風向きも変わると思うのですが……。

補聴器も杖も、ほんとうに必要になる前に、早めに使い始めて慣れておくほうがいいと思います。

――それこそ「転ばぬ先の杖」ですね（笑）。正しい杖のつき方を習う機会も増やしたほうがいいのでは？　わたしはリハビリのときに、ていねいに教えてもらいましたが、街で杖をついて歩いている人を見ていると、ほとんどが使い方を間違っているんです。悪いほうの脚の反対側の手で杖を持つ、ということができていないし、杖の長さもきちんと調整されていないように思います。

道を歩いている人もそうだし、ドラマや映画で杖をついているシーンを見ても、明らかに使い方を間違えていますよ。専門家にきちんと使い方を指導してもらったうえで撮影してほしいですね。そうでないと、間違った杖のつき方がどんどん広がってしまいます。

ロコモ予防のためにも、もっと歩いてくださいというお話をしてきましたが、実は、今の高齢者はけっこう運動をしている。ほんとうに心配なのは若い人たちかもしれません。

靴選びは慎重に

——ベストセラーになったご著書、『百歳まで歩く』も、高齢者だけでなく、30代の人にもよく読まれているそうですね。

そうなんです。歩く機会が減り、歩き方にも姿勢にも問題がある若い人が増えた。20代は大丈夫でも、30代半ばになると、あちこちに痛みが出るのでしょう。

整形外科に行ってレントゲンを撮っても、「異常はありません」と言われて、湿布だけもらって帰ってくる。だけど治らない。マッサージに行くと、その日はよくても、また痛みが出てくるから、「どこがおかしいんだろう」と。悩んだあげく精神が不安定になる人も珍しくないのです。

現代人が歩かなくなった背景には、便利な世の中になったことのほかに、粗悪な靴を履いていることもあると思います。

足裏のアーチは安定した姿勢や歩行の要です。ところが、合わない靴のせいでアーチが崩れて、扁平足や開張足になっている人がほんとうに多い。そのため、歩くとすぐに疲れたり、身体のバランスが悪くなって、膝や腰にも痛みが出たりするのです。

——靴の問題はほんとうに深刻です。サイズの合っていない靴が健康を損ねるということが、ほとんど知られていませんし……。わたしも、リハビリを通して靴の問題に気づき、目からウロコが落ちました。「長年の腰痛も、歩くとすぐに疲れてしまうことも、原因はこれだったのか！」と。ただ原因はわかっても、わたしの足は細いので、自分に合う靴を見つけられず、とても苦労しています。

一般に日本の靴のサイズは長さだけで、幅の選択肢はありませんからね。実は、僕の足も細いので、苦労がよくわかります。

足腰が弱ってくると、転倒のリスクを減らすためにも、自分に合った靴を選ぶことが重要なのですが……。とりわけ変形性膝関節症の人は、幅の合った靴を履いてほしい。ところが、市販の靴では、ぴったりのものを見つけるのが難しいのです。

——幅の広すぎる靴はトラブルのもとなのに、大きなデパートでも、売り場に並んでいるのは幅広の3Eの靴ばかり。靴の問題は、それだけで本が一冊書けるほど奥が深いですね。

「柔らかい靴、軽い靴」がいい靴ではないし、「ゆったりして脱ぎ履きがラクな靴」が履きやすい靴、つまり「履いて歩いてラクな靴」でもない。でも、それを消費者がわかっていないのです。

メーカー側も、靴は履く人の健康に多大な影響を与えることを考慮して、幅のバリエーションを増やすべき。これは基本的人権にも関わる問題ではないでしょうか。行政も、シューフィッターの育成はもちろん、メーカーへの補助や罰則によって靴の幅の品揃えが増えるよう後押しするなど、対策を考えてほしいと思います。

まとめ

A 毎日5分、大臀筋、内転筋、ヒラメ筋を鍛えよう

- 歩くという動作は「推進」と「支持」で成り立っている。推進で主動作筋として働く「大臀筋」と「ヒラメ筋」、支持で働く「大臀筋」と「内転筋」を、毎日5分程度トレーニングしよう
- 1日に1回、大臀筋とヒラメ筋を効果的に鍛える「うしろ歩き」を習慣に
- 「履いて歩いてラクな靴」とは、「柔らかく、軽い靴」でも「ゆったりして脱ぎ履きがラクな靴」でもない。長さと幅が自分の足に合った靴を選ぼう

❷ 合理的な身体の動かし方を知る

教えてくれる人　木寺英史氏
●九州共立大学スポーツ学部教授、なみあし身体研究所代表

長い距離を歩く必要のない便利な世の中が、ロコモの背景にあることは、もはや疑いようのない事実のようです。

歩かないから筋肉が落ちて、歩き方が崩れる。おかしな歩き方をしているから、歩くとすぐに疲れる。疲れるから、さらに歩かなくなって、ますます筋力が落ちる……。

この負のスパイラルを断ち切る方法として、前項では、歩くために必要な筋肉の鍛え方を教えてもらいました。次はちょっと視点を変えて、日本人に合った合理的な身体操作という切り口で、歩くことを考えてみたいと思います。

剣道を中心に身体運動文化を研究している木寺英史さんは、その知見を動作改善の指導

に活かしています。

長い距離を効率的に歩くために、昔の日本人はどんな身体の動かし方をしていたのか。江戸時代の日本人と現代のわたしたちの歩き方は、どこが違うのか。木寺さんにうかがいました。

Q 長い距離が歩けた昔の人と比べると、現代人の身体の動かし方は、合理的ではないのですか。

「腕振り、大股歩き」は身体に悪い!?

――木寺さんは江戸時代以前の身体運動文化を研究されているそうですね。その成果を歩行などの動作改善の指導にとり入れているとうかがいましたが、昔の日本人はどんな歩き方をしていたのですか。

まず、はっきり言っておきたいのは、昔の日本人は実に多様な歩き方をしていたということです。たとえば、武士と農民と町民など身分によって歩き方が違うし、職業や性別、年齢によっても違う。

というのも、歩行とは移動の手段だからです。同じ人であっても、旅をするときと近所での散歩など、移動する距離や目的によって歩き方が変わるのは当たり前のこと。いろいろと調べてみると、その切り替えを、日本人は無意識のうちにやっていたようなのです。

——確かに、歌舞伎などを見ていると、登場人物のキャラクターによって、歩き方などの所作がかなり違います。

そうなんですよ。ところが、現代のわれわれはそうではない。しかも、いつのまにか、「歩くとはこういうことだ」「これが正しい歩き方だ」と、本来は多様だった歩き方をひとつに集約しようとしている。

とりわけ、「ウォーキング」といわれるものに、その傾向を強く感じますし、そのことに対して、僕は危機感を抱いているのです。

——それはエクササイズとしての「ウォーキング」ということですか。

はい。「エクササイズウォーク」や「パワーウォーキング」と呼ばれるものです。

腕を前後に大きく振りながら、大股で歩く。うしろの足のつま先で地面を強く蹴って、身体を前に進める——ダイエットに効く、健康になるための歩き方などといわれますが、あんな歩き方をしていると、かえって健康を害します。特に高齢者には身体に負荷がかかりすぎるため、腰痛や膝痛、外反母趾などの原因になってしまいます。

死ぬまで自分の足で歩けるような筋力の維持は大事ですが、その方法としては、「エクササイズウォーク」ではなく、スクワットなどの体力トレーニングをお勧めします。「ウォーキング」よりも体力トレーニングのほうが筋力をつけるには効果的だという、最近の研究結果もありますし。

とはいえ、僕も、万歩計はいつも持っていますよ（笑）。

——歩くことは重要、けれど必要以上のエネルギーを消費する大股の「エクササイズウォーク」は高齢者には適していないということでしょうか。理学療法士の田中尚喜先生も、大股歩きはよくないとおっしゃっていました。

歩くことの本来の目的は移動ですから、なるべく身体に負担のかからない歩き方をするべき。高齢者には、その体力に合った歩き方があるはずで、それを実践することが健康寿命を延ばすことにつながる。僕が研究しているのも、身体に余計な負担をかけない合理的な身体の動かし方と、そのトレーニング方法です。

実は、動作改善を教えている理由のひとつに、父親がパーキンソン病を患って、歩けなくなったということがあるんです。歩けないまま死んでいった父親を見ていて、「歩けるか、歩けないかは、人生において大きな分かれ目。杖をついてでもいいから、ひとりで歩けるということが重要だ」と痛感した。その想いが根底にありますね。

——わたしも交通事故のあと、2週間以上、完全に寝たきりになったのでよくわかります。歩けなくなる、自分の意思で移動できなくなるということが、こんなにもつらいのかと……。目の前で世界が閉じてしまったように感じて、人生に絶望しました。

ご自身で「歩けないつらさ」を体験されたのですね……。

——だから必死でリハビリをしたんですよ。つらい経験をしたからこそ、筋力を維持する方法を学んで、少しでも長く自分の足で歩けるようにしなければと思ったし、そういう知識を多くの人に知ってほしいと。

身体にやさしい二軸歩行とは

——健康寿命を延ばす、合理的な身体の動かし方とはどういうものか、ぜひ教えてください。

「二軸動作」という考え方があります。歩行でいえば「二軸で歩く」ということ。これを説明する前に、まず中心軸のことからお話ししましょう。

中心軸とは身体の真ん中をとおる仮想の軸、つまり、2本の脚で立ったときの重心の位置に当たります。中心軸は静止するためのもの。中心軸を意識することは大事ですが、この感覚を強く持ちすぎると、動くことをじゃましてしまうのです。

そこで着想したのが「二軸」の感覚です。左の肩甲骨と左の股関節、右の肩甲骨と右の股関節を結ぶ2本の軸を意識すれば、いろいろな動作が合理的にできると考えたのです。

なぜ、合理的かというと、左右の足の間隔（歩隔）をあけて二軸で歩くと、中心軸の感覚を持って歩くときよりも、骨盤の水平回転（ローリング）が小さくなって、身体への負担が減るからです。

――骨盤の無駄な動きが減り、効率的に歩けるということですか。

そういうことです。ローリングをなるべく抑えることが身体にやさしい動き方なのです。

くわしく説明しましょう。わたしたちが歩くときは、無意識のうちに一直線上を歩いています。左右の股関節は離れているにもかかわらず、踏み出した左右の足はほぼ一直線上に着地する。中心軸の感覚を持っているために、こういう歩き方になるのです。

実際に歩いてみるとよくわかりますが、右脚を振り出すときは、右の腰が前方に動く、上から見ると、骨盤が反時計回りに回転する。これがローリングです。

そのままでは身体が左を向いてしまうので、バランスをとるために、補償動作として左手が前に出ます。ツルツルの氷の上で動くことをイメージすると、もっとわかりやすい。片方の足を出すと、腰がくるっと回っちゃうでしょう。だから、回転しないように、反対側の手が出るのです。

このとき、上半身は右に、腰は左に回ろうとして、体幹がねじれてしまう。大股の「ウォーキング」だと、脚を大きく出せば出すほど、強くねじらなければいけないので、身体に負担がかかるわけです。

ハイヒールを履いたり、内股で歩いたりする場合は、ローリングがさらに大きくなります。内股の問題については、あとでくわしくお話しします。

――ハイヒールや内股歩きでローリングが大きくなるとすれば、男性より女性のほうが足腰に負担がかかりやすいのですか。

そういう傾向はあるでしょう。ローリングが大きいと女らしい歩き方になるのですが、無理が重なるため、中高年になったときに腰痛などが出やすい。できるだけ「二軸で歩くこと」を意識するといいと思います。

二軸で歩くためには、左右の足の歩隔をあけること。自分の前に2本のレールがあるとイメージして、その上を踏むように歩くのです。ぜひ、実際にやってみてください。この歩き方であれば、腰のローリングが抑えられることを実感できると思います。

——なるほど。でも、腰の幅くらい歩隔をとると、ロボットのような不自然な歩き方になりませんか。

そこまで歩隔をとる必要はありません。あくまで感覚の問題ですし、実際には太めの線を左右の足ではさむように足を運んでいけばいいと思います。

二軸で歩けるようになると、長い距離を歩いても疲れにくくなります。ケガもしないし、エネルギーを浪費しないから長時間歩くことができる。

おそらく昔の日本人は、二軸で歩いていたのでしょう。現代人のように中心軸の感覚で歩いていたら、(体幹がねじれて)着物が着崩れてしまいますからね。

ある調査によると、江戸時代の人が旅行をするときは、平均して1日に30キロ以上歩いていたそうです。なかには70キロ以上歩いた人もいたとか。飛脚などではなく、一般の人の話ですよ。

当時、日本を訪れた外国人が書き残したものを読むと、「背中が曲がった、かっこ悪い歩き方だ」などと書いてあるのですが、その歩き方で30キロも40キロも歩けたわけでしょう。いったいどういう歩き方だったのか……。知りたいけれど、ビデオが残っていないから正確なことはわかりません（笑）。類推するしかないんです。

まとめ

A 太めの線を両足で挟む感覚で歩くことを覚えよう

- 歩くことの本来の目的は移動。なるべく身体に負担のかからない歩き方が正しい。「エクササイズウォーク」で推奨される、腕を大きく振り、大股で歩く歩き方は身体に負担がかかり、お勧めできない
- 左の肩甲骨と左の股関節、右の肩甲骨と右の股関節を結ぶ2本の軸を意識し、太めの線を左右の足で挟む感覚で足を運ぶ「二軸歩行」がお勧め

Q 江戸時代の身体操作に学ぶ
〝疲れない歩き方〟のコツ、教えてください。

現代の日本人の歩き方はなぜ変化したのか？

――そもそも、身体運動文化や動作改善を研究されるようになったきっかけは何だったのですか。

僕の専門は剣道なんですよ。今も大学で剣道部の監督をやっていますが、若い頃は、学校の体育の教師でした。

中学校で教えていた29歳のとき、剣道でアキレス腱を切ったことがあったんです。そのとき、ふと、「昔の剣道家もアキレス腱を切ったのかな？」と考えた。興味を引かれて調べ始めたら、昔の剣道と今の剣道では身体の使い方が明らかに違うことがわかったのです。たとえば、今の剣道では、踏み込むときにかかとを上げます。だからアキレス腱が切れやすいのですが、江戸時代はかかとを地面につけたままだったと考えられる。

そんなことを調べていると、江戸時代の人と現代人の歩き方の違いに行き着きました。それが剣道における身体の使い方の根底にある。そう気がついて、歩き方について研究するうちに、世間では、剣道の専門家というよりも、「歩き方にくわしい人」と思われるようになってしまって（笑）。もともとは、剣道のことを知りたかっただけなんですけどね。

――剣道の研究が原点だったのですね。江戸時代と比べて、日本人の歩き方は大きく変わった、とのことですが、なぜ変わってしまったのでしょう。

僕たちは「身体の断絶」と呼んでいますが、近代以降、日本人の身体運動にとって大きな変化が2度起こりました。1度目は明治維新、2度目は終戦後です。

明治維新のとき、強い軍隊をつくるために、明治政府は農家の青年を集めて、基礎となる行進の練習をさせました。ところが当時の若者は、隊列を組んだ行進ができなかったそうです。

なぜかというと、歩き方が違ったから。和服を着ていたため、足を高く上げ、手を大きく振って歩くことに慣れていなかったのでしょう。草履やわらじといった履きものの影響も大きかったと思います。

そこで政府は、学校教育の場でも盛んに歩く訓練をさせました。巧妙に計画を立てて、若者たちを一人前の兵士にするための準備をしたのです。言い換えれば、近代教育における体育は、子どもたちの幸せのためではなく、子どもたちを戦場に送るために始まったということ。

たいへん残念なことに、スポーツはその後もさまざまな形で利用されることになります。日本人の歩き方は「変わった」のではなく、「変えられた」と表現するほうが正しいと思います。

——戦後の変化はどうだったのですか。

終戦後の占領政策で、さまざまなスポーツやトレーニング法がアメリカから入ってきたのです。このときに、つま先や足の親指の付け根に体重を載せて動くことがよいとされた。これが2度目の「身体の断絶」です。

草履やわらじを履いていた頃の日本人は、地面にかかとがしっかりとつくような立ち方をしていたんですよ。つま先は外側を向き、かかとやアウトエッジ（足裏の小指側）に圧をかけるようなイメージです。僕らはそれを「外旋《がいせん》立ち」と呼んでいます。

宮本武蔵の『五輪書』の足さばきについて書かれた一文にも、「きびすをつよく踏むべし」とあります。「きびす」とはかかとのこと。当時の武士は、かかとのあたりを踏みしめるようにして動いていたということでしょう。

ところが、西洋文化の影響で、靴を履いて歩くことが当たり前になった現代のわたしたちは、つま先のあたりに圧力をかけて立つようになったのです。

――つま先に体重が乗ってしまうのは、靴が合っていないことも原因かもしれません。靴文化の歴史が浅いため、日本人は靴の選び方や履き方をきちんと理解していないらしいのです。

足の専門家に言わせると、日本人の足と靴には、いろいろと問題があるそうですね。

ポイントは股関節の「外旋」にあり

——靴が健康に大きく関わっていることに、日本人はもっと目を向けるべきですね。ところで、「外旋立ち」では、足先が外側を向いていることもポイントですか。

足先や膝頭が外側を向くことを「股関節が外旋位にある」といいます。足先と膝を内に入れて動く内旋位より、外旋のほうが全身の力を効率よく使うことができる。「外旋立ち」を意識するだけで、スポーツのパフォーマンスが飛躍的に向上するのです。

相撲の四股や股割りをイメージするとわかるように、日本人の伝統的な身体操作法は外旋なのです。剣道でも、古流では股関節を外旋させていました。江戸末期の武士の写真を見ると、足元が90度くらい開いています。

それなのに、現代の剣道の「構え」では、右足と左足を並行にして立つように教えるのです。

――現代の剣道は、もう外旋ではないのですね。日常の歩き方だけではなく、剣道の「構え」まで変わってしまったとは……。昔は、武士だけでなく、町人の男性や女性の立ち方も外旋だったのでしょうか。

現存する写真などを見る限り、かつては男性だけでなく女性も「外旋立ち」をしていたようです。

実は、つま先と膝が外に向いた状態で歩くと、身体が前に進みやすいのです。よちよち歩きの赤ちゃんは、そうやって歩いているでしょう。高齢者が歩くときも、昔の日本人に倣って、外旋を心がけるといいと思いますよ。

――外旋だから昔の人は長い距離を歩けたということですか。現代日本人は、外旋どころか内股気味。特に、若い女性の極端な〝内股歩き〟を危惧する声はよく耳にします。

女性はもちろん、最近は男性も内股の傾向が強くなっていますね。外国人から見ると、若い女性のO脚や内股が「日本らしいもの」だと映るらしい。それくらい珍しく特徴的なものなのです。

しかも、若い人のあいだでは、この内股歩きが、「かわいい」「女の子らしい」なんてことになっているから困ったもので……。膝や腰にも負担がかかるので、そのまま年齢を重ねると、たいへんなことになってしまいますよ。

ロコモ予防のためにも、股関節が少しでも外旋方向に動くよう、股関節のストレッチをしたほうがいいでしょう。

もうひとつ心配なのが「過剰回内」です。つま先を少し開いて立ったとき、つま先より膝頭が内側を向いていると過剰回内です。下肢が内側にひねられた状態のことで、かかとまわりの関節が崩れて、扁平足になってしまいます。

この状態で歩くと身体の前進にブレーキがかかるほか、全身の骨格が不安定になり膝や腰などに大きな負担がかかります。日本人の7～8割が過剰回内だといわれるほどで、問題の内股の女の子たちも重度の過剰回内です。

——実はわたしも過剰回内なんですよ。足裏のアーチが崩れて足が内側に倒れているので、歩くとすぐに疲れてしまって……。今は、運動器に負担をかけないよう、靴に医療用のインソールを入れて調整しています。

僕もインソールを入れています。スポーツ選手はほとんど使っていますね。

——それにしても、現代日本人は、ロコモを助長するような身体の動かし方をしているのですね。「外旋立ち」を意識すること以外に、気をつけたほうがいいことはありますか。

身体の左右差を利用するのも、合理的に動くための秘訣です。
人間は、右よりも左の股関節に体重が乗りやすいようになっていて、これを「左重心の法則」といいます。陸上のトラックが左回り（反時計回り）になっているのはこのためで、右利き、左利きにかかわらず、人間は左回りのほうが走りやすいのです。
では、なぜ左に体重が乗りやすいのか。諸説ありますが、有力なのは、肝臓などの大きな臓器が右側にあるため、右に倒れないよう、左に体重を載せてバランスをとるためではないか、というものです。

また、左右差に関しては、左の股関節は前に身体を進め、右は後方に身体を導く、という特性もあります。人力車の車夫は、たいてい正面の柄を左の手でつかみ左半身で引いているでしょう。そうすると左足に体重が乗って、前に進みやすいからです。

この左右の特性を利用して、歩き始めは左足を先に出すといいのではないでしょうか。歩いているときも、心持ち左を前に出すようにすると、ラクに進めると思いますよ。

まとめ

A 膝が外側を向く「外旋」だとラクに歩ける

- 現代の日本人の身体動作の大きな問題点は、「内股」と下肢が内側にねじれた「過剰回内」。つま先と膝が外に向いた状態で歩くことを意識する
- 足裏のアーチを補強するために、インソールを利用して調整することも有効
- 「左重心の方則」を利用するのも合理的に動くための秘訣

最近の力士は、なぜケガが多いのか？

適切な歩き方でしっかり歩けば最強のロコモ予防策になり、身体に負担のかかる姿勢や歩き方をしていると、運動器の不調を招く。つまるところ、「寝たきりになるか、ならないか」は、日々の歩き方次第と言えるかもしれません。

自分自身のリハビリを通じて、歩くことの大切さ、そして難しさをわかっていたつもりでしたが、田中さん、木寺さんのお話をうかがって、その奥深さに改めて感じ入りました。

歩くということは、それくらい健康に直結している。それをひとりでも多くの人に知ってもらいたいと思います。

歩き方を意識し始めてから、「歩き方」や「ウォーキング」に関するさまざまな書籍、ウェブサイトをチェックしました。

〝正しい〟歩き方を知りたい。

目的はシンプルでしたが、調べれば調べるほど、迷宮に迷い込んだような気分になりました。

というのも、ある人は「かかとから着地せよ」と主張し、ある人は「かかとから着地してはいけない」と力説するなど、正反対の論が混在しているのです。「胸を張って、大股で歩く」というあたりは概ね共通しているのですが、「正しい歩き方」のバリエーションがいろいろありすぎて、どれを信用していいのかわからない。膝を「伸ばす」派と「曲げる」派に分かれているのも厄介なところです。

そんな話を田中さんにしたところ、明快なお答えが。

「歩くことは移動手段であり、その目的以外の『歩行』は理論上あり得ません。それをきちんと理解し、考察してから論を述べる。その大前提が共有されていないから、さまざまな説が流布するのです」

言われてみれば、そのとおりです。

歩くことは人間が生き延びるために必須の活動。「移動」という本来の目的を考えれば、なるべくエネルギーを使わず、身体に負担のかからない、合理的な歩き方をすることが「正しい」。だから、「大股歩き」はよくない。

アプローチはかなり違えど、田中さんも木寺さんも、身体に無理のないラクな歩き方を推奨している点は共通しています。

ところが、世間には〝大股信仰〟が非常に根強い。

たとえば、先日、わたしが居住する区の保健所でもらった健康推進課作成の「ウォーキング・マップ」には、「ウォーキングの理想的なフォーム」として「背筋を伸ばす、胸を張る、かかとから着地、脚を伸ばす、腕は前後に大きく振る、歩幅はできるだけ広くとる」とあります。

う〜ん、やはりそうきたか、という感じ。

区民に健康指導をする保健所が配るパンフレットに書いてあるのだから、それが「正しい」と信じてしまう人がほとんどでしょう。

ウォーキング用の靴について、「窮屈でないものを」と注意書きがあるのも気になります。

つま先が「窮屈」な靴はいけませんが、自分の足の幅よりも大きい、ゆったりした靴を履いてしまうと、靴のなかで足が動き、足はもちろん、膝や股関節、腰などに大きな負担がかかるからです。

そんなわけで、ほとんどの日本人は、歩き方も靴選びも、基本的に間違っている。ただでさえ圧倒的な運動不足で、歩くための筋肉も弱り切っていることを考えると、コトは深刻です。

こうした状況が、推定4700万人のロコモ該当者（40歳以上）や、ロコモ予備群である「O脚・内股・過剰回内」の女の子たちを生み出したのでしょう。

世界的人気を誇る日本のバーチャルアイドル「初音ミク」も見事な内股です。ある意味、内股は日本のカワイイ文化の象徴と言えるかもしれませんが、バーチャルなミクと違って、生身の女の子たちは、悲しいかな、いつまでも若いままではいられない。

腰痛、膝痛からロコモへ一直線。転倒、骨折、そして寝たきりの未来が待っているとしたら……。

少しでも早いうちに、大臀筋や内転筋のトレーニングを始めて、しっかりと歩く習慣を身につけてほしいものです。


大臀筋のトレーニングが必要なのは、内股の女の子だけではなく、相撲の力士も同じだと、田中さんは指摘します。

伝統的な相撲の稽古といえば、大臀筋などを鍛える鉄砲や四股が中心でしたが、最近はマシンを使った筋トレなども行われているとか。マシンで鍛えられるのは速筋が多い筋肉。四股を踏まなくなり、持久力や柔軟性に必要な遅筋をあまり鍛えていないことが、近年相次ぐ力士のケガにつながっているのではないかと、田中さんは危惧するのです。

「横綱にモンゴル出身者が多いのも、日本人の歩行不足が影響しているのではないでしょうか。日本に比べて、モンゴルでは歩く機会が多いため、筋力が鍛えられて、強い力士が育ったのです。でも、この傾向もいつまで続くか……。モンゴルが経済的に発展し、日本と同じような便利な社会になれば、次世代の横綱は、モンゴルではなく、他の国出身の人で占められることも十分考えられます」（田中さん）

そういえば、友だちと相撲をとる子どもたちの姿も、すっかり見かけなくなりました。そんなことも、若い世代の筋力低下や歩き方の変化に関連しているのかもしれません。

第3章

身体に負担の少ない「坐り方」を知る

教えてくれる人　光野有次氏　●シーティングエンジニア、工業デザイナー、でく工房取締役会長

ロコモ予防を考える際に、意外な盲点となっているのは「坐ること」かもしれません。現代のオフィスワーカーは、勤務時間中はほとんどパソコンの画面をじっと見つめて坐っています。ショップの店員など立ちっぱなしで仕事をする人も、家に帰れば椅子の生活。そう考えると、一日のうち椅子に坐っている時間のなんと長いことか！　身体への影響が少なくないことは、容易に想像がつきます。

坐りすぎはよくないと誰もが薄々感じている。でも、どんな椅子を選び、どんな坐り方をするべきか、きちんと理解している人は少ないと思うのです。

デザインやブランドなど、インテリアとしての椅子に関する情報は巷にあふれている。けれど、「坐る」ということを補助する道具としての正しい知識は、ほとんど共有されていない。それが日本の現状ではないでしょうか。

一般にはあまり議論されていませんが、椅子とのつき合い方は、人生100年時代において、かなり重要なテーマだと考えられます。

そんな椅子にまつわるあれこれを、「坐らせること」のプロ、シーティングエンジニアの光野有次さんにうかがいました。

Q 現代人は坐りすぎだといわれます。ロコモへの影響はあるのでしょうか。

二足歩行の人間は坐るのが苦手

――「人は人生の3分の1を椅子に坐って過ごす」などといわれますが、わたし自身は文筆業という職業柄、3分の1どころか「人生の半分は椅子に坐っている」ような気がします。これほど長く坐っていると、身体にはよくないと思うのですが……。

坐りっぱなしはよくないですよ。人間は立って歩けるように進化したため、骨格の構造が坐位には適していない。だから長く坐ると疲れるのです。

人間が椅子にじっと坐っていられるのは2~3時間が限度なんです。そのため、大学の授業は90分だし、映画やお芝居もだいたい2時間前後。最近の映画館や劇場の椅子はかなりよくなっていますが、3時間を超えるプログラムだと、途中に休憩を挟むのが普通です。

椅子に坐っていると、立っているときよりもラクに感じますが、首や腰への負荷は、実は坐っているときのほうが大きい。坐ることは、それほど体力がいるのです。

——2〜3時間が限度ですか。「坐っているほうが、身体は疲れる」ということは、あまり知られていないかもしれませんね。

一般的にはそうかもしれません。ですが、まっすぐ立っているときに比べて、背筋を伸ばして椅子に坐っているだけで腰椎にかかる負荷は1・4倍、パソコンを操作するなど、腰を前方に20度傾けて坐った状態では2倍近くになるんです。

加齢や運動不足などで体幹の筋力が衰えると、首や腰にかかる負担はさらに大きくなってしまいます。

——立っているときの2倍の負荷とはすごい……。近頃は立ったまま会議をする会社もありますね。仕事の効率化だけでなく、ロコモ予防にも役立ちそうです。

理にかなっているんじゃないですか。ずっとパソコンの前に坐ったまま、という生活は、健康を蝕みます。

立ち呑みもなかなかいいんですよ（笑）。疲れないし、最近の僕のお気に入りです。

――ロコモ対策を謳った立ち呑み屋、流行るかもしれません（笑）。アメリカのシリコンバレーあたりでは、立ったまま仕事をする会社が増えているとか。今後、日本でも広がるでしょうか……。

椅子で骨盤を立てる

――人間の骨格の構造は坐位に適していない、だから負担が大きいということですが、もう少しくわしく説明してくださいますか。

立ったまま獲物を追い続けていられるように、人類は二足歩行に進化したと考えられます。いわば、人体は立って歩くことに特化しているわけです。

まっすぐな姿勢で立っているとき、人間の背骨（脊柱）は、S字を描くような形になります。そのとき骨盤は起きていて、この構造が骨盤にかかる身体の重さと重力をうまく分散してくれるのです。

では、坐るとどうなるか。骨盤はおのずと後方に倒れます。土台である骨盤が傾くため、バランスをとるために背骨は丸くなり、C字のようなカーブになる。いわゆる猫背の姿勢です。この状態では首や腰に負担がかかり、心臓や肺、腸なども圧迫されるため、呼吸が浅くなったり、腸の働きに影響が出たりするのです。

——立っているほうが人体にとって自然だから、坐ることでさまざまな無理が生じるのですね。

立位に適応するよう進化した人間は、二足歩行になったとき、「坐る」という選択肢を捨てたのでしょう。

サルや犬などの四足動物と比べてみればよくわかります。サルや犬は、脊柱に対して脚が90度になっている。だから安定して坐れるんです。

あの忠犬ハチ公も、もし渋谷駅の前でウロウロしていたら、周囲の人に迷惑がられたんじゃないですか。おとなしく〝おすわり〟をしていたから「健気だ」ということで銅像にもなった（笑）。犬は、そうやってじっと坐っていられるような骨格をしているのです。

――ああ、なるほど。ハチ公の像が〝おすわり〟をしている理由がわかりました（笑）。

立位が得意なわれわれがハチ公のように坐ろうとすると、いわゆる「体育坐り」の姿勢になります。その際、手で脚を抱え込んで安定を図るわけですが、身体が柔らかい人でなければうまく坐ることができません。その姿勢で長いあいだじっとしているのも苦痛なので、椅子という道具が生まれたのです。

――坐ることの苦手な人間を坐りやすくする道具が椅子ということですね。

はい。ただし、その椅子とは、バックレストのついたもの。英語でいうチェアです。バックレストを使うことで骨盤を立位のときの状態に近づけて、背中がＳ字カーブになるように支える。骨盤の後傾を防ぐための道具が椅子なのです。

ちなみに、英語ではバックレストのないものはスツール（腰かけ）と呼んで、明確に区別をしています。長時間坐るときはチェア、ちょっと腰を下ろすときはスツールといった具合に、使い分けもしているようですね。

ところが、日本語では「椅子」と「腰かけ」を分けて考えない。そもそもバックレストを〝背もたれ〟と訳しているところに、椅子の本質を理解していないことが窺えます。「もたれる」という言葉には、「だらしなく寄りかかる」といったニュアンスが含まれますが、バックレスト（あるいは、バックサポート）とは、背中を支えて休ませるもの。背中にかかる負荷を減らして、疲れにくい姿勢を保つための装置なのです。

――日本では「椅子の背にもたれるのは行儀が悪い」などと言われますからね。座面の手前に浅く坐るから、どうしても前かがみになってしまう。無理に背筋をピンと伸ばすと、すぐに疲れてしまいますし。

日本にはバックレストを使いこなす習慣がないんですよ。椅子文化が根付いた西洋では、椅子に深く坐り、バックレストに上体を沿わせることを、行儀作法として子どもに教えるそうですが……。

というのも、日本の一般家庭に椅子が普及するのは高度成長期の頃。団地が建てられ、リビング・ダイニングと呼ばれる部屋にダイニングセットが置かれるようになってからです。それまでは床や畳にじかに腰を下ろす「床坐《ゆかざ》」の文化だったのです。

長寿社会では椅子の役割が重要になる

――今や椅子なしでは過ごせないのに、椅子とのつき合いが浅いため、日本人は正しい坐り方を知らないということですか。

日本人が椅子と出会ってから、たったの50年。それに対して、西洋には、何千年もの椅子文化の歴史がある。なにしろ、古代エジプトの「ツタンカーメンの黄金の玉座」にも、バックレストとアームレストが付いていたくらいですから。その頃から椅子の形はほとんど変わっていません。

——アームレストも、あるとないとでは大違いですね。手術後、筋力が戻らない時期に、アームレストにはずいぶん助けられました。健康なときは、ほとんど意識しませんでしたが……。

アームレスト（あるいは、アームサポート）は、その名のとおり、ひじを支えて、肩にかかる腕の重みを軽くしてくれます。お尻にかかる圧力も少なくなるし、立ち上がりのときや坐り直すときも、身体を支えてくれるので便利なんですよ。

——バックレストやアームレストを上手に使うなど、正しい坐り方をすれば身体への負担は減る。そして、坐りっぱなしはよくない。こうした知識を頭に入れておく必要がありますね。「人生100年時代」には、椅子を使いこなすことが健康長寿の秘訣かもしれません。

椅子に坐ることができなくなれば、寝たきりの生活になってしまいます。すると筋力が衰え、骨ももろくなって認知症も進む。寝たきりをなくすためにも、自分に合った椅子に、身体に負担のかからないような方法で坐ることが大切なんです。

椅子文化が育っていない日本では、椅子の力があまり知られていませんが、椅子の役割は今後ますます重要になると思います。

まとめ

A 立ったまま会議、立ち呑みはロコモ予防に効果あり

● 人類は二足歩行に進化したため、骨格の構造上、坐ることが苦手。背筋を伸ばして椅子に坐っているだけで、立っているときと比較して腰椎にかかる負荷は1・4倍、腰を前方20度傾けて坐った状態ではおよそ2倍になる

● 長時間の坐りっぱなしは危険

● 椅子のバックレストやアームレストを上手に使おう

Q 日々の暮らしに欠かせないさまざまな椅子を使いこなして、ロコモを予防する方法、教えてください。

知られざる車椅子の実態

――改めてうかがいますが、光野さんのご職業である「シーティングエンジニア」とは、どんなお仕事なのでしょう。

英語の「ｓｉｔ」は「坐る」ですが「ｓｅａｔ」は「坐らせる」。「シーティング」とは「坐らせること」を意味します。自分の力でうまく坐れない人に、気持ちよく坐ってもらえるようなハードウエア、つまり椅子を提供するのがシーティングエンジニアの仕事です。

シーティングが必要なのは、身体能力の衰えた高齢者や障がい者だけではありません。一日中パソコンの前に坐って仕事をしている人や、長距離運転をするドライバー、車椅子のユーザーなど、椅子のヘビーユーザーも含まれます。

――何気なく坐っているオフィスの椅子も、場合によっては、専門家の助けが必要なんですね。

わたしが坐ることのたいへんさを初めて知ったのは、股関節の手術のあとです。「なるべく長く車椅子に坐っていてください」と言われるのですが、お尻がズルズルと前にすべって、10分と坐っていられない。きちんと坐るためには筋力がいるのだと痛感しました。まだ歩けないことはわかっているけれど、坐ることもできないのかと落ち込みました。せっかく寝たきりから脱したのに、坐ることができなければ、ベッドに横になるしかないわけですから……。「将来、トシをとると、こんな感じかなあ」とも考えましたね。

それは椅子のせいでもあるでしょう。身体を支えてくれる性能のいい車椅子であれば、もう少し上手に坐れたと思います。

なにせ、ほとんどの病院や施設で使われているのは、キャンプで使う椅子と変わらないような車椅子なんですよ。１９４５年にアメリカで開発され、欧米ではとっくに使われなくなった古いモデルが、日本では〝標準型〟として、いまだに量産されている。当時のアメリカ人の体形（平均身長約175センチ）に合わせているため日本の高齢者にはサイズが大きすぎるし、フレームに布を張っただけで、椅子としての機能性も低いんです。

でも、たいていの人は、「車椅子のせいで、うまく坐れない」とは思わない。身体に合わないせいで、お尻や背中に褥瘡《じょくそう》（床ずれ）ができても、じっとがまん。骨折をしたから、脳梗塞になったのだから仕方がない、自分の身体が悪いと、あきらめてしまうのです。

――痛ましいです。「坐れない」というのは歯がゆいし、ほんとうに情けないんですよ。わたしの場合、最初は標準型でしたが、リハビリの専門病院に移ったら、腰を支える機能の付いた車椅子になったので姿勢も安定しました。「こんなに違うんだ！」と驚きましたね。

そういう高性能の車椅子を使っているのは、かなり意識の高い病院だけです。大方の病院は標準型ですから、読者のみなさんも、覚悟しておいたほうがいいでしょう。ほんとうは、その人の身体に合った車椅子を提供すべきなんですけどね……。

奇跡のようなシーティングの効果

――光野さんも高機能の車椅子をデザインされていますね。

僕がデザインしたものに限らず、実は、日本にもいい車椅子はいろいろあるんです。介護保険を使ってレンタルすれば、自己負担は月1000円ほどで済むので、手が届かないわけではない。でも、普及しないのです。

手前味噌かもしれませんが、シーティングにはすごい効果があるんですよ。

定期的に通っている高齢者の施設で、こんなことがありました。入居者のなかに、いつも苦しそうに顔をゆがめて、目もほとんど開かないおばあちゃんがいたんです。重い認知症で、口から物を食べることもできない。でも、その方に合うように車椅子を調整すると、座ってわずか10分くらいで、別人のように穏やかなお顔になったんです。ご家族に笑顔を見せて、その日から食事もできるようになったとか。まさに奇跡のような変化です。

――椅子を整えるだけでそこまで変わるとは。ある意味、希望が持てます。

椅子がその人の人生を変えてしまう。この仕事をやっていると、ときどきそういう場面に立ち会います。

――それほどの車椅子があるのに、利用者はその存在を知らない……。この現状は変わらないのでしょうか。

なかなか難しいですが、専門家向けの研修で、シーティングの重要性を地道に説いてきたおかげで、リハビリテーションを担当する理学療法士や作業療法士には、ずいぶん理解が広がってきたんですよ。

――それは明るい兆しです。ただ、要介護者に限らず、どんな人も「自分の身体に合った椅子」を使うべきですよね。

そのとおりです。オフィスチェアであれば調節機能が付いているので、座面の高さなどは調整できます。

ただし、家庭で使うダイニングセットやソファは、欧米人に合わせたサイズが標準になっています。なるべく自分の身体に合ったものを選んだほうがいいでしょう。

——いまだに欧米サイズが標準なのですね。日本人の体格も変わってきましたが、やはり人によっては合わないこともあるのではないですか。小柄な人だと座面が大きすぎて深く坐れなかったり、足が床につかなかったり。身長145センチのおばあちゃんと、バスケットボール選手が同じ椅子に坐ることを考えると、ちょっと無理があります。

そうですね。ただ、ダイニングの椅子などは使う時間が短いので、それほど神経質にならなくてもいいと思います。問題は仕事で使う椅子など、長時間坐るものです。

座面を調整するときは、椅子に深く坐り、膝を90度に曲げて、足の裏が全部床に着く高さにしてください。

家で使う椅子の場合、普段、スリッパを履く人ならスリッパを履いた状態で。オフィスなどで使う椅子は、靴を履いた状態で調整することも大事です。座面が低くて足が余ってしまうのも、高すぎて足が床につかないのもいけません。座面の下にかかとが少し入るくらいにすると、骨盤が起きるので具合がいい。

アームレストの高さも合わせると、さらに使い勝手がよくなると思いますよ。

日本の人間工学椅子は古い!?

――座面の高さを合わせて、深く腰掛けるだけで、姿勢がシャキッとします。では、もし椅子そのものを買い替える場合、どんなものを選べばいいですか。たとえば、「人間工学に基づいた設計」を謳う高機能オフィスチェアには、「ランバーサポート」が付いているることが多いですよね。バックレストの一部が腰椎のカーブを支えるように張り出していたり……。

自動車のシートにもそういう形状のものがありましたね。それは、70年代の古い人間工学理論に基づいた椅子なんです。「ランバーと左右の坐骨の3点で支えるのが椅子の原理です」と、僕らも学生の頃に教えられましたから。

あれから人間工学も進歩したのに、日本の椅子は、昔の考え方のままで止まってしまっているんです。

――そうなんですか。でも、ほとんどのオフィスチェアには、「ランバーサポート」らしきものが何かしら付いていますよ。たとえば、わたしの椅子には可動式の〝枕〟が付いていますし。

そういう椅子に坐ると、最初は気持ちがいいのですが、20分、30分もすると、そこを支点にお尻が前にすべってしまう。結局、骨盤が倒れ、背中も丸くなってしまうのです。

そこで90年代にスウェーデンの理学療法士が考えたのが、骨盤そのものを支える「骨盤サポート」と、坐骨が滑り出すのを防ぐ「アンカーサポート」です。そうした方法で骨盤の後傾を防ぐ考え方が、新しい人間工学なんですよ。

骨盤サポートとは骨盤の位置を安定させるもの。坐る人の体形に合わせて、バックレストの裏側にある背ベルトの張り具合を調整することで骨盤を支える。左右のパッドで骨盤をぎゅっと挟んでホールドする方法もあります。

また、アンカーサポートは、座面のうしろ半分をへこませるか、前端部を盛り上がらせることで、坐骨が滑り出すのを防ぐ仕組みです。

——両側からグッと挟んで骨盤を起こすのは、姿勢も安定するし、なんだか気持ち良さそうです。コルセット代わりになって、腰痛もよくなりそうですね。

骨盤を両側から挟むと、中心にある仙骨がキュッと締まって、脊柱がまっすぐに保たれる。体幹も安定して腰痛や肩こりが軽くなるし、手も使いやすくなるんです。

パソコン作業のやりすぎで慢性的な首の痛みや肩こりに悩んでいた方からの注文で、骨盤サポート付きの椅子をつくったら、すごく喜んでもらえてね。その椅子に坐るようになったら、以前は、週に1回だった整体通いが、月1回以下に減ったそうですよ。

その椅子の原型になったのが、発達障害の子どもたちのために開発した「レポ」という椅子です。「坐っただけで落ち着きが出る」「食事中も気が散らなくなった」と、とても好評なんです。

――身体の軸が定まると、心も落ち着くのでしょうか。大人が使っても集中力がアップするのではないですか。

そう思って、大人サイズの「レポ・NEXT」も、つい最近、販売を始めました。「大人用もつくってほしい」という要望が、以前から多かったんですよ。デスクワークの多い人はもちろん、高齢者にも使ってほしいですね。

まとめ

A 自分に合うように椅子を調整することが大切です

- 仕事用の椅子など長時間坐る椅子は、深く坐り、膝を90度に曲げて、足の裏全体が床につく高さに座面を調整する
- 骨盤を支える「骨盤サポート」、坐骨が滑り出すのを防ぐ「アンカーサポート」付きの椅子なら、姿勢が安定して腰痛や肩こりが軽くなる効果も

Q 日本人の暮らしに合う椅子とはどんなものですか。

今も根付く「床坐」の文化

――光野さんがデザインされた椅子のなかには日本の暮らしに合った和洋折衷のものもありますね。

「通販生活」のカタログに十数年にわたって載せてもらい、ロングセラーになりました。座面の高さが22センチと低く、和室でも違和感がない。座面の下にも足を入れられるなど、日本人好みの姿勢がとれます。立ち上がりがラクだし、座面が広いのであぐらもかけるんですよ。

実は、この椅子を開発したのは、個人的な思いもあって……。その頃、父親が脳卒中で倒れて半身マヒになったんです。畳に坐るのもつらくなったのを見て、和室でも使いやすい椅子をつくろうと考えたのです。

——そうでしたか。日本人は、立派なソファがあっても、その上には坐らず、床に腰を下ろしてソファにもたれるなど、独特の使い方をしますよね。椅子の上であぐらをかく人もいますし……。

やはり「床坐」文化の名残をとどめているのでしょう。学生からも「床の上で食事をしている」なんて聞きますから。東京の場合、アパートが狭くて椅子が置けない、という事情もあるかもしれませんが。

西洋では、リラックスするときはカウチやソファ、食事をするときはダイニングチェアなどと、目的によって椅子の種類を使い分ける。ところがわれわれは、あぐら、横坐り、正座といったさまざまな坐位をとることで対応してきた。道具（椅子）ではなく自分の身体を使うんです。

韓国もわれわれと似ていて、床の上であぐらをかいたり、片膝を立てて坐ったりする文化です。

正座やあぐらは、ある程度、身体に柔軟性があって、股関節の可動域が広くないとできません。「人生50年」の時代ならともかく、「人生100年」になると、正直これは不利かなと。

身体機能が衰えてくると床の上にうまく坐れなくなります。床から立ち上がるのも一苦労で、つい「よっこらしょ」と口に出る（笑）。座面の高さ40センチの椅子からアームレストを使って立つほうが、圧倒的にラクなんですよ。

——ロコモになると、「畳の上で正座」という暮らしは厳しいでしょうね。

伝統的な「床坐」の文化が悪いわけではありません。「畳の暮らしもいいぞ」と思うのですが、超高齢社会では西洋の椅子のほうが便利だというだけ。だから、椅子の使い方を理解したうえで、いいとこどりをすればいいんですよ。畳の上で使いやすい椅子は、西洋人には考えることができませんからね。

——光野さんがデザインした和室の椅子がまさにそうです。

たとえば、昔の日本家屋には、畳に坐って、ひじを置くのにちょうど具合のいい高さに「ひじ掛け窓」があったそうです。よく考えられているなあと感心しますよ。日本版アームレストとも呼ぶべき、先人の工夫の賜物です。

西洋のマネをするだけでなく、日本人の生活様式や身体文化に合った、そういうデザインを考えていけばいいのではないでしょうか。特に家で使う椅子は、もっと自由でいいと思います。

ダイニングテーブルで和食器が使いにくい理由

——ちゃぶ台も、日本の暮らしに合わせて生まれたものですよね。

そもそも日本にはテーブルがなかったんですよ。床に直接お盆やお膳を置いて食器を並べ、正座をして食べるのが日本人の食事のスタイルでした。お椀を手に持ち、お箸で皿に盛られた漬物やおかずを前かがみになってつまむ。そういう動作がしやすいように、深さのある食器がつくられてきたのです。

海の向こうからテーブルがやってきたのは江戸時代の終わり頃です。その脚を切り、座卓をつくったのですが、お金持ちの家にしか普及しなかった。そして大正時代になり、ちゃぶ台が一般の家庭に広がったんです。（脚が折りたためるタイプなら）夜になるとパタンとたたんで片づけて、そこにふとんを敷けますからね。

そんな住環境もあって椅子はなかなか登場しなかったのですが、高度成長期に団地ができて、ダイニングセットがお目見えした。

でも、そのテーブルは、椅子に深く坐り、背筋を伸ばして、ナイフとフォークを使って洋食器で食事をするのに適した高さだったのです。お箸と和食器を使って、そのテーブルで食事をすると、当然ながら食べにくい。若くて元気なうちは問題がなくても、身体が弱ってくると不都合が出てくるのです。

――高齢者が食べこぼしをしてしまうのも、ある意味、当たり前だと。

特に高齢者の施設などで、そういうことが起こっていますね。周囲の人たちは「おトシだからしょうがないね」と言い、本人もそう思っているけれど、洋食器と和食器の文化におけるシステムの違いを無視してきたことに問題がある。

実は、テーブルの高さが高すぎるという非常に単純な話なんですが、それに気づく人はほとんどいません。

しかも、身体に合わない車椅子に坐っているために、骨盤が倒れて、手も使いにくくなっている。だから余計に食べにくいんですよ。

——超高齢社会だというのに、そういう基本的な部分から間違っているとは……。椅子文化が成熟するまでは、こうしたちぐはぐは避けられないのでしょうか。

どうでしょうね。たとえば、「坐る」という動詞も、一般的には「座る」と表記されますが、本来は、まだれのない「坐」こそが「すわる」という動作を表す文字なんですよ。「坐」という字は、まさしく〝人が向き合って土の上に〟坐っていることを示している。解剖学では「坐骨」と表記しなければいけないことでも、それは明らかです。

すわる場所を示す「座」と、動作を意味する「坐」が混同して使われていることにも、椅子文化が根付いていないことが表れていると思います。

――では本書では「坐る」という表記で統一します。「人が向き合って土の上に坐る」が語源ということですが、日本や韓国では、土ではなく床の上に坐っていたわけですよね。

はい。日本に椅子文化が生まれなかった背景にはそれがあるのではないでしょうか。ちょっと長い説明になりますが、いいですか（笑）。

数千年前、世界中で竪穴《たてあな》式住居が使われていたと考えられています。われわれの列島でも、その遺跡が多く残っているのですが、やがて高温多湿のアジアでは、穀物を貯蔵するために高床《たかゆか》式の倉庫が生まれ、人間もそこに住むようになります。きれいな床ができたので、土足を脱ぎ、そこに腰を下ろして坐って、ゴロンと寝転がる。これは気持ちいいぞ、と。椅子なんかいらないわけです。

一方、ヨーロッパでは湿気が少ないので、地面を掘り下げた竪穴式住居のままでした。

その後、壁で囲うようになっても、床は土（土間）だから靴は必要だし、冬は寒いので、腰を下ろすところや寝るところは高くしたい。そうやって椅子やベッドが生まれたのでしょう。僕の推論ですが、たぶん間違っていないと思います。

——興味深いお話です。日本では、靴の文化も未熟だと指摘されていますが、根っこは同じで、「床の違い」に原因があったのですね。たとえ文化的な土台はなくとも、椅子も靴も、現代のわたしたちにとって必要不可欠なもの。正しい知識を身につけて使いこなすことが、ロコモ対策としても重要だと改めて感じます。

大事なことは、無理をして椅子に自分を合わせるのではなく、自分の身体に椅子を合わせること。主人公は「自分の身体」ですから。

眼鏡だってそうじゃないですか。それぞれの視力に合わせた眼鏡を使うのが常識であって、あらかじめ用意された眼鏡を押し付けられるのは論外。健康にも悪い。ところが、椅子に置き換えると、合わないものに自分を合わせることが当たり前になっている。

そういえば、亡くなった父がこんな話をしていました。戦争中、徴兵されて軍隊に入ったとき、自分に合った大きさの服や靴は支給されず、「支給されたものに身体を合わせろ！」と無茶なことを言われたそうです。「そういう考え方だから、日本は戦争に負けたのだ」と、よく言ってましたね。

——服はまだしも、合わない靴だと全力で戦えませんね。物資が不足して、サイズを揃えることが難しかったのかもしれませんが……。

ほんとにひどい話ですよ。

繰り返しますが、主人公は「自分の身体」です。椅子も靴も、これからは「自分の身体に合ったものを使う」という発想を持ってほしいと思います。

まとめ

A 西洋のマネは卒業。日本の身体文化に合った椅子を使おう

- 超高齢社会では、畳に正座は難しい。日本人の生活様式や身体文化に合った道具をうまく使いこなすことが重要
- 主人公はあくまで「自分の身体」。「自分の身体に合ったものを使う」という発想が大切

この章を振り返って

椅子、机、靴。身近な道具を使いこなして健康になろう

たかが椅子。されど椅子。

坐り方ひとつで身体への負担が大きく変わることを知ってから、わたしも自分なりに努力をしています。

バックレストを使い骨盤を立てて坐ることを意識し、ときどきは肩甲骨まわりを動かしたり、上半身のストレッチをしたり。また、座面の高さも、教えていただいたとおりに調整。腰まわりにクッションを置いて骨盤サポートの代用にしたり、座面の手前を高くしてアンカーサポートの機能を持たせたりと、工夫をしています。

そのかいあってか、長年悩まされてきた腰痛がずいぶんラクになりました。各種のマッサージ・整体はもちろん、鍼灸、整形外科、カイロプラクティック、貼

り薬、飲み薬などなど、あらゆることを試してもたいしてよくならなかったことを考えると、ほんとうにありがたい。坐り方だけでなく、歩き方や靴選び、日々のロコトレなど、多方面で生活を見直したことが総合的に効いているのだと思います。

さらに特筆すべきは、お通じが劇的に改善したこと。骨盤を立てたことで腸の働きがよくなったのでしょう。腰痛や便秘の苦しみから解放されたことは、精神面でもプラスの効果がありました。

椅子は誰もが毎日使うもの。坐り方に気をつけるだけでロコモ予防になるのですから、こんな手軽な健康法はありません。

高機能の椅子に買い替えるとなると多少の出費は必要ですが、手軽に買える骨盤クッションや骨盤サポーターなど、多様なグッズも市販されています。

光野さんも、「自分の身体にフィットし、骨盤が起きることを実感できれば、使ってみる価値はある」とおっしゃっていたので、こうしたものを試すのもひとつの方法かもしれません。

また、いくら正しい坐り方であっても、坐りっぱなしは禁物です。なにせ人体は立って歩くようにつくられているのです。

そこでわたしもこまめに立ち上がってトイレに行ったり、お茶を淹《い》れたり……。意識して動くことを心がけています。

欧米では、坐りすぎの害に関する研究が進んでいて、健康に悪影響を及ぼすことが科学的に立証されています。

日本におけるこの分野の第一人者、早稲田大学の岡浩一朗教授の著書（『長生きしたければ座りすぎをやめなさい』ほか）によれば、イギリスやオーストラリアでは、坐りすぎ防止のためのガイドラインも作成されているとか。坐って動かない生活は、「（喫煙、不健康な食事、アルコールの飲みすぎと並んで）がん、糖尿病、心血管障害、慢性呼吸器疾患を引き起こす」と、ＷＨＯ（世界保健機関）も警鐘を鳴らしているほどなのです。

遅ればせながら日本でも、坐りすぎ防止のための対策が、厚生労働省などの主導によってここ数年のうちに実施される見込みのようです。

そんななか注目を集めているのが、立ったまま仕事ができる「スタンディングデスク」です。

北欧の企業では、スタンディングデスクを使うことが当たり前になっているほか、アメリカのシリコンバレーあたりでも、立ったまま仕事をするスタイルが広がっているとか。

「働き方改革」が進行中の日本でも、スタンディングデスクに対する関心が徐々に高まり、立ったままパソコン作業ができる机、立ったり坐ったりできる昇降式の机など、さまざまな種類のスタンディングデスクが売り出されています。

そのうちのひとつ、2018年初夏に発売が始まったスウェーデン発のスタンディングデスク、「Freedesk」（販売元・イーオクト）を試す機会がありました。使用中のデスクの上に置いて使うタイプのもので、木のぬくもりが感じられるおしゃれな北欧デザイン。折りたたんで簡単に持ち運びできるのも便利です。

高さは9段階に調節可能。立つのに疲れたら、パタパタとたたんでそのまま机の上に置いておけるのも使い勝手がいい。また立ちたくなったら、高さを上げればいいのです。コーヒーテーブルとしても使えそうなデザインは、特に女性に好まれそう。ホームオフィスには特にしっくりくるのではないでしょうか。

しばらく使ってみて感じたのは、立っていると、なぜかちょこちょこ動きたくなること。坐って仕事をしているときは、意識して動かない限り何時間でもじっとしていることを考えると、我ながらほんとうに不思議です。

そこで、「これはロコトレの好機!」と、原稿を書きながらつま先立ち（ヒールレイズ）をしてみたり、田中さんが勧める腓復筋とヒラメ筋の筋トレをしたり（2章参照）。脚が疲れてきたら坐り、数時間したら、また立って……。

一日中ずっと立ちっぱなしだと疲れますが、自分の好きなタイミングで立ったり坐ったりできるので、ロコモ対策としてかなり有効だと感じました。何しろ、坐ったり坐ったりする動作自体もささやかなエクササイズになるのです。坐りすぎの害は、週末にスポーツをしたぐらいでは帳消しにならないそうですから、やはり日々の積み重ねが大事なのです。

また、坐っているときと立ったときで目線が変わることも、脳にはいい刺激になるのではないでしょうか。気分がリフレッシュしてアイデアがひらめく、集中力が上がるといった効果も期待できるかもしれません。

スタンディングデスクを導入したオフィスでは、生産性のアップはもちろん、コミュニケーションが活発になるといった報告もあるそうです。

「坐る」ということを見直すだけで、心身の健康だけでなく、仕事の効率にも大きく影響する。椅子にせよ、靴にせよ、自分に合ったものを上手に使いこなすことが必要である――その認識が共有されることが、これからの社会にとって重要なテーマになるのではないでしょうか。

知人が勤める会社で社員にアンケートをとったところ、なんと「1日に18時間以上坐っている」と答えた人がいたとか。坐りすぎに対する早急な対策が望まれます。

また、超高齢社会におけるＱＯＬ（クオリティ・オブ・ライフ、精神面を含めた生活全体の豊かさ）を考えたとき、看過できないのが車椅子の問題です。

光野さんに言わせれば、日本における車椅子は「人間を移動させるための台車」であり「押す人にとって使いやすい道具」という位置付けなのだそうです。

つまり、「乗る（坐る）人の立場で考える」という視点がすっぽりと抜け落ちている。そのため、坐っているだけでお尻や背中に褥瘡ができるような粗悪な車椅子に、高齢者が一日中坐らされているわけです。

介護の現場では、介護する側もされる側も、「車椅子とは、そんなものだ」と思い込んでいるのだと聞いて、落胆しました。わたしの場合は短期間の使用ですみましたが、あんな状態がずっと続くのであれば、生きているのが嫌になっても不思議ではありません。

介護をする側、される側の知識不足が、坐る人のことを考えた上質な車椅子の普及を阻んでいる。この現状が変わることを切に願っています。

第4章

睡眠とロコモの意外な関係

教えてくれる人　山田朱織氏
●16号整形外科院長、山田朱織枕研究所代表、マクラ・エバンジェリスト

ここまで、ロコモ予防の観点から「立つ」「歩く」「坐る」を考えてきました。つまり、起きているときの姿勢や活動を中心に、身体の使い方を見直してきたわけですが、人間は寝ている時間も長い。寝ているときの姿勢も、運動器の不調に関係していることが考えられます。

朝起きたときに首が痛い、腰が重いという人も多いでしょう。一晩寝たら疲れがとれると思ったのに、朝からどうもすっきりしない、なんてことはありませんか。よく「寝違えた」などと言いますが、「違えた」のなら、間違いではない「正しい」寝方もあるはずで

す。

最近は機能性に優れた（と喧伝される）高級枕や高級マットレスも人気です。では、そういう寝具を使えば、誰もが「正しい眠り」を得ることができるのでしょうか……。あれこれ疑問は尽きません。

そこで、「マクラ・エバンジェリスト」、つまりは〝枕の伝道師〟として、枕の重要性を説いておられる整形外科医・山田朱織先生をお訪ねしました。

Q 人間は一日の3分の1は寝ています。睡眠時もロコモと何か関係がありますか。

日本で唯一の枕外来

――近年、腰痛対策として、枕やマットなどの寝具が注目を集めています。山田先生の病院「16号整形外科」には「枕外来」があると聞きました。耳慣れない名前ですが、どんな治療をされているのですか。

「枕外来」とは、睡眠時に使う枕を治療道具として、さまざまな整形外科疾患を治療する特殊外来です。枕を調節することで、肩こりや腰痛などの症状が驚くほど改善します。日本で初めて2002年に開設したのですが、こんな診療は、おそらく世界初だと思います。

――世界初ですか！　枕に着目されたきっかけは、何だったのでしょう。

そもそも枕を治療に取り入れたのは、わたしの父なのです。父は東京都町田市で整形外科医院を開業していました。日々患者さんと向き合うなかで、睡眠時の姿勢や、それを左右する枕の重要性に気がつき、40年以上前から、身近にある座布団やタオルなどを使った〝手づくり枕〟のつくり方を指導していた。

座布団にタオルケットなどを重ねて、患者さんに最適の高さにするだけなので、つくり方はとても簡単。保険診療のなかで、しかも素材は患者さん自身に持ってきていただいたものを使うので、枕の費用はゼロ円です。

――ユニークな試みですね。それに、費用がかからないのは、患者の立場からすればありがたい。つくり方は今も変わらないのですか。

はい。父の時代から、基本的な枕のつくり方は同じです。ただし、使う素材は違います。適度な硬さが必要なので、以前は、昔ながらの綿の座布団を半分に切って使っていたのです。ところが最近は、座布団を使わない家庭がほとんどで、売っているお店も少ない。そこで同じような硬さがあり、どこの家庭にもある素材として、玄関マットを使うようになったのです。
座布団の場合は、枕として使っているうちにヘタってくるという問題点がありましたが、玄関マットだとその心配もありません。玄関マットを土台にタオルケットやタオルを折り重ねて、ちょうどいい高さにするのです。

――自分に合った高さに枕を調節すると、何が変わるのですか。

正しい睡眠姿勢がとれ、寝返りがスムーズに打てるようになります。あとでくわしく説明しますが、これがよりよい睡眠をもたらします。また、理想的な睡眠姿勢をとることで、首の痛み、肩こり、頭痛、腰痛など、つらかった症状もラクになる。父とわたしが〝手づくり枕〟で治療した患者さんは、およそ6万人にのぼります。
たくさんの方々の症状が改善するのを目の当たりにして、「枕の力、枕の治療力はすごいな」と実感したのですが、こうした枕の力が、医療関係者はもちろん、世の中の方々にもほとんど知られていない。「枕は単なる寝具ではなく、有効な治療道具」だということを、広く社会に発信したい。そう考えて、あえて「枕外来」を名乗ることにしたのです。

間違いだらけの枕選び

――ほとんどの人は、「枕が、整形外科の治療に役立つ」とまでは思っていませんからね。ですが、「健康のために枕にこだわる」という人はかなり増えたような気がします。さまざまな高級枕を売る専門店もありますし、好きな枕を選べるサービスが人気のホテルもあります。

そうですね。枕は、掛け布団やシーツといった単なる寝具ではなく、健康に影響を与えるもの――こうした認識が日本に広がり、オーダーメイド枕が普及してきたことは、とてもいいことだと思います。

でも問題もあります。オーダーメイドで枕をつくるときの枕の高さの測り方、実はそこから正しくない。残念ながら、医学的に見て正しいやり方では測っていないことが多いのです。

――えっ、そうなのですか？

はい。専門の店員さんがお客さんのサイズを測るのですが、立ったまま、あるいは坐ったままの姿勢で、ノギスのような測定器を使って、首のくびれなどを測るわけですよ。「お客さまは首が浅いですね」「いわゆるストレートネックだから、肩がこるのです」とか何とか言いながら……。

わたしに言わせれば、「いったい何を測っているんだ！」と（笑）。寝るときに使うものですから、寝た姿勢で測らなければ意味がないのです。

――ああ、なるほど。実は、先日、ある専門店で枕の高さを測ってもらったのですが、確かに椅子に坐った姿勢で測りましたね。もちろん、それからベッドに寝て、勧められた高さの枕を試すのですが……。

それでどうでしたか？　その枕で納得されましたか。

――何となくしっくりこなかったので、買いませんでした。別の店で、ある有名寝具ブランドの枕を奮発して買ったばかりでしたし（笑）。実はそのブランド枕も、使ってみるといまひとつだったので、専門店を覗いてみたのです。枕選びはほんとに難しいですね。

既製品の枕を買ってきて使うこと自体、わたしから見ると、危険極まりない行為です。わたしたちは5ミリ刻みで厳密に調整しますから。

――5ミリですか！　ごく普通の既製品だと、高さがまったく選べなかったり、選べたとしても「高め」「ふつう」「低め」くらいしか種類がありません。

実際に試していただくとわかりますが、5ミリでかなり違います。

「枕の高さが大事だ」ということは広がりましたが、今のお話のように、測定法も含め、正しい知識や情報がまだちゃんと伝わっていないのです。そこはわたしたちの努力が足りないところなので、さらに力を入れて、正しい情報を発信していきたいと思っています。
ついでに言えば、ストレートネックもほんとうに悪いかどうか、医学的にはわかっていません。整体の方々が言い始めたことであって、医者が言っているわけではないのです。言葉がひとり歩きしている感じですね。

——「目からウロコ」のお話ばかりで……。ちなみに、わたしもストレートネックだと言われるのですが、もう気にするのはやめます。

間違った情報が広がっていることが多いので、この本を読んでいるみなさんには、ぜひ正しい知識を身につけてほしいと思います。

ロコモ予防と枕の関係

——ところで、腰痛にも効果があるとすると、枕を整えることはロコモ予防になると考えていいのですか。

そうですね。枕をロコモの観点から捉えることも大事です。ただし、そういう見方をすることは、まだ一般的ではありませんが……。

ロコモの治療や予防には、運動指導や姿勢指導、食事指導など、さまざまなアプローチがありますが、眠るときの姿勢については、ほとんど言及されていませんよね？

というのも、夜間の姿勢については、国内外とも、ほんとうに研究が少ない。「どういう姿勢で眠るのが、人間にとっていちばんいいか」ということに関しては、整形外科でも睡眠医学の領域でも研究が進んでいないのです。これは盲点といえると思います。

――言われてみれば、そうですね。わたしがリハビリをしていたときも、歩き方や立ち方の指導ばかりで、眠るときの姿勢についてはあまり教えてもらいませんでした。日本整形外科学会のロコモのパンフレットにも記述がなかったと思います。

それは当然のことです。眠るときに最適だと思われる姿勢、これを「至適睡眠姿勢」といいますが、それがどんなものか、医学的に「これだ!」とはっきり提示できる人はいないのです。

近年、ベッドや寝具のメーカーが、寝ているときも立っているときと同じように背骨の「S字カーブ」を保ったほうがいい、なんて宣伝をしていますよね。思わず納得してしまいそうになりますが、まったく根拠のない話です。「至適睡眠姿勢」はまだ解明されていないのですから。

それに、レントゲンやMRIなどを撮って検証してみると、頸部はストレートに近い人が多いことも、わたしたちの研究でわかってきています。

――宣伝にだまされちゃいけない、と(笑)。第1章で大江隆史先生もおっしゃっていましたが、ロコモ関連では、研究されていない分野も多いのですね。それにしても、人間は一日のうち3分の1は寝ているのに、眠っているときの姿勢について研究する人があまりいなかったとは意外です。そこに着目された数少ない医師が、山田先生とお父さまだったということですか。

どういうわけか、これまで睡眠姿勢には光が当たってこなかったのです。

父は数十年にわたって、「枕を使って脊椎疾患を治療する」という経験的医療を行ってきました。枕を調節することで首や肩の痛みを治療したり、予防したりできる——それは経験上わかっていましたし、科学的なメカニズムもきっとそこに存在すると、わたしは考えています。

父は他界しましたが、父が積み重ねてきたものをアカデミックに検証したいと、わたしが研究を続けているところです。「治療のメカニズムがはっきりしなければ医学とは呼べない」との声もありますから……。

これまでの研究で、「至適睡眠姿勢」を決定する最大の要素が枕だと、わたしは確信しています。枕以外の要素もありますが、とにかく枕の影響がいちばん大きい。枕の高さによって睡眠姿勢を調節することで、より良い眠りが得られるのです。

「枕の力」を社会に伝えるため、エビデンスを示して、理論体系の構築を目指したいと思います。

——山田先生の研究はすでに注目されていますが、さらなる成果を出されることを期待しています。睡眠に関する本が売れるなど、世間一般の関心も高まっているので、睡眠姿勢についての研究も、今後はもっと行われるのではないですか。

そうですね。最近は研究者もこの分野に関心を持っているようです。というのも、夜間によく眠れないと、朝起きたときにフラフラして転倒してしまう高齢者が多いんですよ。こうした転倒を防ぐために、高齢者に質の高い睡眠をとってもらうことが重要だということが、認識されるようになってきた。

たとえば、入院患者さんでも、枕を調整してあげるとぐっすり眠れて、ナースコールが減るという効果があるのです。

以前、勤めていた病院で、患者さんの枕を調整したところ、とても喜ばれました。4人部屋の1人の患者さんにやってさしあげると、同じ部屋のほかの患者さんも続々と「わたしの枕もお願いします」と……。

——眠れない方が多いんでしょうね。わたしが入院していたときも、夜中に眠れなくて大声を出したり、ナースコールを押し続けている高齢の患者さんが何人もいました。それに対応する看護師さんもたいへんだなあと、つくづく思いました。

ほんとうですね。枕を変える、ただそれだけのことでケアする側も助かって、お互いにラクになるのに……。病院だけではなく、自宅で介護されている方も同じです。重要なんですよ、枕って。

まとめ

A 枕は単なる寝具ではなくロコモの予防や治療に有効です

- 最適な姿勢はまだ解明されていないが、枕の影響が最も大きい
- 枕を自分に合った高さに調整すると、正しい睡眠姿勢で眠ることができ、首の痛み、肩こり、頭痛、腰痛などさまざまな症状の緩和につながる

Q ロコモが予防できる枕について、もっとくわしく教えてください。

最もシンプルなロコモ予防法

――先ほど介護のお話も出ましたが、できれば介護される立場になりたくないのはみな同じ。要介護にならないためにも、枕の役割は大きいということですね。

そのとおりです。正しい睡眠姿勢で眠ることで、日中の身体の痛みや疲れをリセットできます。そうすれば、翌朝、また元気に動ける身体に戻る。それを毎日繰り返すことで、高齢になっても衰えない身体をつくることができるのです。そういう方は自立して生活できるので、介護もいりません。ロコモ、そしてその先の要介護や寝たきりを防ぐためには、まずはよい睡眠、すなわち枕です。

――枕次第で「ピンピンコロリ」も夢ではないのですね。

はい。ロコモになって慌てる前に、まず枕を見直してほしい。しかも、軽度のロコモなら、枕で治療することもできるのです。

日本整形外科学会が提唱するロコモの概念は、運動器の障害によって、関節の可動域が制限されたり、柔軟性やバランス能力が低下したりして、移動能力に支障が出ることですが、わたしはもう少し広く捉えたいと考えています。

変形性関節症や脊椎管狭窄症、サルコペニアといった重篤な運動器疾患の裏側、あるいはその入り口に、肩こり、頭痛、腰痛、膝痛などの日常の痛みがある。みなさんも日々感じているかもしれない、こうした「心身の不調」を広義のロコモと考えて、それに気づいた段階から予防をしてほしいのです。

今、「心身」と言ったのにはわけがあって、身体と心は密接に結びついています。腰痛や肩こりにも心因性のものがあり、決して身体の痛みだけではありません。そんな「心身の不調」を感じたら、移動機能に支障が出るような深刻な状態になる前に、それを治療するのです。

わたしが勧める方法は、とてもシンプルです。毎晩、適切な枕を使った正しい睡眠姿勢で眠り、心身の疲れをとってストレスを解消する。それもロコモの予防であり、治療だと考えています。

――なるほど。ロコモの兆候としての肩こりやちょっとした腰痛を感じたら、枕のことを本気で考えたほうがいい、と。

たとえば、肩こりの治し方には、薬、注射から、鍼灸、マッサージ、あるいは体操やストレッチまで、さまざまな治療法があります。でも、枕を整えることを、この横並びで考えるのではなく、こうしたすべての治療の土台として、正しい睡眠姿勢があると捉えてほしい。それでもよくならなかったら、そこで初めて薬を飲んだり、注射をしたりすればいいのです。

なぜなら枕は無害です。ごくたまに合わない枕で頭痛が起こる人はいますが、かなり安全性が高い。それに誰もが毎晩、眠るときに枕を使う。その枕をちょっと工夫するだけで症状が改善する可能性があるのなら、まずはそれを試したほうがいいじゃないですか。

身体に副作用があるかもしれない薬を飲んだり、何十万円もかけて何年も鍼灸治療を続けるくらいなら、枕を調節することを考えてほしいと思います。

――確かに枕に副作用はないですね。国の医療費削減にも貢献するかもしれません。

それに効果はロコモ予防だけではありません。わたしたち整形外科医は、どうしても背骨や椎間板に着目しますが、枕で姿勢を整えることは、整形外科以外のところでもメリットがあって、たとえば、うつ病の方の気持ちが晴れたりする。朝からやる気が出て、活動できるようになったり……。その変化に、心療内科の先生が驚かれるほどです。また、歯ぎしりが減る、無呼吸症候群が改善する、血圧が下がるなど、さまざまな事例が報告されています。

睡眠姿勢の研究を続けることで、さまざまな診療科の先生がその効果を認めてくだされば、枕を整えることの重要性がもっと伝わるのではないかと考えています。

枕選びのポイントとは

――すごい効果ですね。先ほど、枕選びでは高さが重要だとうかがいましたが、そのほかに注意すべきポイントはありますか。

体格に合った高さ、寝返りに最適な硬さと平らな形状、再調整の必要性、これが正しい枕の条件です。

順に説明していきましょう。まず、枕の高さは、その人の体格によって決まります。上向き、横向きの姿勢、そして寝返りを打つ動作、すべてにおいて最適となる高さにするのです。

「いつも横向きで寝るので、横向きで高さを合わせればいいのですね」とおっしゃる患者さんもいますが、そうではありません。上向き、左右の横向き、寝返り、すべてが合わないといけませんが、どうしても難しければ、寝返りの打ちやすさを最優先して決めます。

さらに、年齢や体重の変化によって再調整の必要があることも忘れないでください。一度決めたら一生そのまま、ではないのです。

——高さはどうやって測るのですか。頸椎などのレントゲンを見て、判断するのでしょうか。

当院が開発し、特許をとったSSS法（Set-up for Spinal Sleep法）なら、レントゲンを使わなくても、目視でだいたいわかります。

まず横向きの場合、額・鼻・あご・胸の中央を結んだ体軸のラインが一直線になり、寝ているふとん（ベッド）の面と平行になるように、そしてそのまま上を向いたとき、首（頸椎）の角度がおよそ15度になるように枕を調整する。15度はおおよその目安なので、呼吸が苦しくないか、首から肩にかけて筋肉が緊張していないか、などを確かめながら、高さを調節してください。

そうやって高さを決めたら、今度は、胸の前で手を重ねて膝を立て、何度か寝返りを打ってみる。コロンと、スムーズに寝返りが打てるかどうかが重要です。その感覚をもとに微調整をして、自分に合う高さを決定するのです。タオル1枚分のわずかな厚みの違いで、感覚がまったく変わることに驚くと思いますよ。

――この方法なら自宅でもできそうですね。でも、ひとりだと難しいかも。15度になっているかどうか、自分では測れませんし……。

横向きで体軸がまっすぐ通っているかどうかを確認するのは、ベッドの脇に鏡を置いてチェックすれば大丈夫です。あとは寝返りがスムーズに打てれば、それが首の角度の目安になる。（背中の曲がり具合などによって）8度が最適という方もいれば、20度という方もいるので、15度にそれほどこだわらなくてもいいと思います。

枕の高さは、身長、体重、そして肩幅で概ね決まりますが、肩や脊椎の柔軟性、頭の形、姿勢の異常なども関係してきます。

3万人ほどの実測データによると、身長が大きくなるほど、また、体重が増えるほど、枕の高さが高くなっていくことがわかっています。ただ、60歳以上になると、その相関がばらけてくる。高齢者は身体が硬くなり、円背《えんぱい》（猫背）が起きるので、すごく小柄なおばあちゃんでも非常に高い枕が必要になってくる場合があるのです。

寝返りの打ちやすさが命！

――わたしは身長が高く肩幅もあるので、高い枕が必要なのでしょうか。自分としては首もストレートだし、身体の厚みもないので、低めの枕が合うとずっと思ってきたのですが……。実際に、枕がないくらいのほうが眠りやすいのです。

そうですね、肩幅があり頭が小さいので、横向きだと高さが必要です。でも、痩せておられるので、上を向いたときは低い枕でないと合わない。両方ともピタッと合わせるのは難しいのですが、これは頭で考えるのではなく、寝たときにどうか、寝返りが打ちやすいかどうかで判断するしかないと思います。

今の枕が自分に合っているか、簡単に診断できる方法をお教えしましょう。

朝起きると枕がズレて斜めになっていたり、頭が枕から落っこちていたりしていませんか。おもしろいことに、身体に合っている枕はズレないんですよ。枕がズレるということは合っていない証拠ですから、非常にわかりやすい。

高さを合わせたはずなのに、家に持って帰って寝てみると枕がズレた、という患者さんもいらっしゃいます。それはマットレスや敷きぶとんが柔らかすぎる場合です。身体と枕と寝台、三位一体でピタッとマッチングすると、よい眠りになるのです。

——なるほど。マットレスに身体が沈んだ分、肩や首の位置が変わったんですね。

はい。低反発ウレタン製の、身体がズーンと沈み込んでしまうようなマットレスは、寝返りが打ちにくいのでお勧めしません。特に体重が重い男性の方は、雪道に埋まって抜け出せないクルマのようになってしまいますから。

次に、枕の硬さと形についてお話しすると、そうやって決めた高さを一晩中維持できるような硬さがあることが大事です。形状は寝返りの打ちやすいもの、具体的には、右にも左にもコロコロとラクに転がっていける、まっ平らなものにしてください。

肩と骨盤がブレずに、丸太のようにコロンと身体が転がるのが、いい寝返りです。硬くて平らな枕ではそれができますが、頭が沈み込むような柔らかい枕だと、頭をもぞもぞ動かして、よっこらしょ……という感じで、寝返りを打つのに時間も体力も使ってしまいます。一晩に何回もこれを繰り返していると、疲れてしまうのです。

――最近は中央がへこんでいたり、波形の形状で片方が高くなっている枕も多いようですが……。

たとえば、波形になって、首が当たるあたりが高くなっているものは、仰向けで寝たときの頭や首の形に合わせようとしているのでしょう。つまり、上向きのまま寝ることを前提として考えられた枕です。そういう枕の場合、横向きになると首に全然合わないし、寝返りも打ちにくいのです。

――確かに、一晩中じっと仰向けで寝ているわけではありませんからね。市販の枕は進化しているように見えて、本質的な改良ではないケースも多いのかもしれません。

寝具店やデパートに行くと、まさに百花繚乱。形状もさまざま、素材も羽毛、ビーズ、そば殻、低反発ウレタンなど、いろいろな枕が揃っていますが、選ぶ基準を知らないから、肌触りなどの好き嫌いで選んでしまう。そうすると間違った方向に行ってしまうのです。

わたしたちが推奨する枕は、くぼみも何にもないまっ平なもの。硬くて四角いので〝巨大消しゴム〟なんていわれますが、上向きと横向きに対応し、寝返りがラクに打てます。

――とにかく重要なのは寝返りなんですね。スムーズに寝返りが打てることを基準に枕を選べばいいと。

そうです。人間は〝動物〟というくらいで、寝ているあいだも動かないといけないのです。睡眠中の最低限の動作が寝返りだということ。

寝返りを打つことで、血液、リンパ液、関節液などの体液を循環させて、痛みの物質を流したり、体温を調節したりする。身体を回復させるためにも、寝返りは不可欠です。回数としては一晩で20回前後、深い眠りのなかで、知らないあいだにコロコロと寝返りを打っていることが理想です。

枕の幅も60センチくらいあれば、寝返りを大きく打っても枕から頭が落ちないので安心感があると思います。奥行きは最低でも25センチ、できれば30センチあるといいですね。

まとめ

A 寝返りの打ちやすい枕ならロコモ予防に最適

- 正しい枕の条件とは、体格に合った高さ、寝返りに最適な硬さと平らな形状、定期的な点検と調整
- 横向きで、額・鼻・あご・胸の中央を結んだ体軸のラインが一直線になり、敷き布団（ベッド）の面と平行になるように。上を向いて首（頸椎）の角度がおよそ15度になるように枕を調整する
- 朝、枕から頭が落ちていたら、枕が身体に合っていない証拠

Q 枕を調節すれば、なぜロコモ予防になるのか。そのメカニズムを教えてください。

寝具によって姿勢が変わる

——「至適睡眠姿勢」を決定する最大の要素が枕だと、先ほどうかがいました。自分に合った枕で寝ると、寝返りをしやすいだけでなく、姿勢もよくなるわけですか。

起きているときは「いい姿勢にしよう」と自分で意識できますが、眠っているときは無意識なので、「こういう姿勢で寝たい」という自分の意思は反映されません。つまり、眠るときの姿勢は、枕と寝台という寝具によって決定されてしまう。いい姿勢で眠りたければ、寝具を調節するしかないのです。

たとえば、「硬いほうが身体にいいらしいよ」なんて人に言われて、板のように硬い布団やマットレスに枕なしで寝ると、背骨が緊張して身体が反ります。反対に、ふかふかの枕に柔らかい布団だと、腰が沈み込みすぎて、肩こりのみならず腰痛も起こるのです。

――低反発のマットレスは人気がありますが、要注意ですね。では、高反発のマットレスはどうですか。

柔らかすぎるものよりはいいのですが、腰がまったく沈まないほど硬いと、さきほどの板のような布団と同じで、反張といって背中が反り、悪い姿勢になります。そういう場合は、高反発のマットレスの上に柔らかいものを敷くことで、少し改善されると思います。また、身体と枕と寝台、すべてのマッチングが重要だというのは、前に申し上げたとおりです。

――いくら枕がよくても、マットレスが柔らかすぎたり、硬すぎたりすると、姿勢が崩れるのですね。

そのとおりです。また、長年の使用で腰に当たる部分がヘタったものは使わないほうがいいでしょう。

日中に酷使した首や身体を寝ているあいだにどれだけリセットできるか。それが睡眠姿勢を整えることの意義です。

加齢とともに身体のバランスは悪くなります。若い頃は、足と背骨のバランスがとれ、いい姿勢が保てますが、60代、70代、80代と高齢になるにつれて足と背骨の軸が大きくずれて、バランスが悪くなるのです。

ですが、正しい枕で寝ると、立っているときの姿勢より、このずれが小さくなって比較的バランスがよくなる。つまり、寝ているあいだは、立っているときよりもいい姿勢になるので、運動器への負担も減るわけです。

枕を整えることで、一日の3分の1の時間をいい姿勢で過ごすことができる。曲がった背骨もけっこう伸びます。それを毎日繰り返すのですから、健康への影響は大きい。寝具の調節で睡眠環境が快適になると、睡眠も深くなります。「ぐっすり熟睡できて、夜中にトイレに行かなくなった」という患者さんの声はよく聞きます。

――寝ているときに、それほど姿勢がよくなるなんて驚きです。疲れがとれるのも当然ですね。

そうやっていい姿勢で寝ているときに、首がどうなっているかお話ししましょう。

首の骨は、脊柱管という管をつくって大事な神経をぐるりと囲み、ガードしています。首がいい角度になっていると、脊柱管の空間にゆとりができて、神経をちゃんと保護することができるのです。

頸椎椎間板ヘルニアの人は、椎間板が出っ張って脊柱管の空間が狭まり、神経がぐいーっと押されて痛みが出る。ところが、適切な高さの枕にするだけで首がいい角度になり、脊柱管の空間にゆとりが生まれ、痛みがやわらぐのです。

ヘルニアや骨の棘によって空間がどんどん狭くなった頸部脊柱管狭窄症の場合も、枕で首の角度を変えてあげると、やはり空間が開いて、神経への圧迫が軽減される傾向があります。

枕を変えれば、手術もいらない？

――枕を変えるだけで、首のヘルニアや脊柱管狭窄症の痛みがラクになるのですか。

はい。首のヘルニアになると、寝ているときに神経が圧迫されて、朝、起きると手がしびれたり、手に力が入らなかったりします。そういう症状がある人も、枕でかなりラクになります。手術が必要かもしれない深刻な状態でも、自分に合った枕を1カ月か2カ月使うだけで、手術を考えなくてもいいレベルにまで改善する場合もあるほどです。

当院の指導を受けて枕を変えた患者さんは、肩こりや首の痛み、腕の痛み、頭痛、不眠などが、自覚症状、他覚所見ともに大幅に改善された、というデータもあります。

興味深いのは、頸椎の椎間板変性の方より、より重症のヘルニアの方のほうが症状がよくなり、患者さんの満足度も高かったことです。

――重症の患者さんのほうが、枕の治療効果が高いのですね。

しかも症状の改善率は50代くらいから急激によくなる。つまり、50代以上の方には枕が効くということです。

それから、400例ほどの患者さんのMRI画像を調べた数年前の調査では、正しい高さの枕で寝たときの首の傾斜角は、性別、年齢を問わず約18度ということがわかりました。前に枕選びのところで、「首の角度が15度になるように高さを調節してください」と言いましたが、厳密には18度だということが最近になってわかったのです。

——それくらいは誤差の範囲ということでしょうか。

15度というのは10年ほど前の調査結果なのです。一般向けには、今も「およそ15度」だとお話ししていますが、医学的な論文などでは、「最新の研究によれば18度」だと説明しています。

また、別の研究では、枕による効果がはっきり出るのは、頸椎の下のほうだということもわかりました。ヘルニアは頸椎の下のほうに起こりやすいので、ヘルニアの方は、ぜひ正しい枕を使ってほしいと思います。

また、「長年、頭痛に悩まされている」という中高年の方も、まずは枕を変えてほしいですね。

——えっ、頭痛ですか？　頭痛もやはり首から来る、と。

そうです。頭痛には大きく分けて、首からの頭痛（頸性頭痛）である筋緊張性の頭痛と、片頭痛という血管性の頭痛があります。でも、首の頭痛が圧倒的に多くて、全体の8割くらいを占めている。首の頭痛の場合は、枕を整えると、それだけでよくなることが多いのです。「自分は片頭痛持ちだ」と思い込んでいる方も、実は、肩こりや首姿勢の悪さから来る頸性頭痛だった、というケースがよくあります。

研究で実証された効果

——枕で頭痛や肩こりが治れば、ストレスも減りそうですね。

ストレスは身体の不調の大きな原因といえますからね。

肩こりに関しては、松平浩先生（東京大学附属病院22世紀医療センター特任教授）らと共同で、臨床研究も行いました。

松平先生によれば、頑固な肩こりは、不良姿勢による「筋肉の緊張」と、心理的・社会的なストレスやホルモンバランスの乱れによる「自律神経のアンバランス（交感神経が優位）」によって引き起こされるとも考えられるそうです。

自律神経のバランスが崩れて交感神経の働きが高まると、常に戦闘状態のような緊張が続きます。症状としては、うつや睡眠障害、疲労感、頭痛、胃腸の不調、胸の痛みや息切れ、めまい、腰痛、手足のしびれなどが起こる。これを身体症状といいます。

――いわゆる自律神経失調症ですか。

そうですね。以前は自律神経失調症とか、自律神経不全症と呼ばれていたものです。

この身体症状のある方、しかも軽度ではなく、中くらいより重い症状のある人、84人に、当院の〝玄関マット枕〟を使ってもらい、2週間後と3カ月後に症状が改善したかどうかを尋ねたんです。すると、症状の重い人ほど改善したことがわかりました。首の痛みも3カ月で8割以上の方が改善して、満足度も83％と非常に高かったのです。

――枕の効果が、科学的にも立証されたのですね。

そうですね。きちんとデザインされた研究で、統計的にも有意な差が出たことで、さらに自信を持って、患者さんに枕を勧められるようになりました。

正しい枕がスムーズな寝返りを導き、それが肩こりなどの改善につながるというメカニズムは、「脳」「頸椎」「肩」「全身」の4つの側面から説明できるのではないかと考えています。スムーズな寝返りによって熟睡できれば、「脳」の痛みに対する感受性が下がる。また、「頸椎」の神経も「肩」の関節も圧迫されにくい。寝返りで動かすことによって、関節液が循環して痛みを抑えることもできます。さらに「全身」においても、体液の循環が促され、痛みの物質が滞らないので、痛みがラクになるというわけです。

6万個を売り上げた「整形外科枕」

――そこまで効果があるのなら、ぜひ試したいという方も多いと思います。「枕外来」の手づくり枕とは別に、オーダーメイドの枕も一般向けに販売されているとか。

「枕外来」を開設した翌年の2003年から「整形外科枕」という名称で販売していま す。販売しているのは病院とは別組織の「山田朱織枕研究所」です。というのも、玄関マットでつくった枕は、使っているうちにへこむんですよ。それに折り重ねたタオルがばらけてしまって、高さが変わることもある。ガムテープで留めたり、布の袋をつくってもらって入れたり、いろいろやるのですが、どうしても形が崩れてしまうのです。

それで、安心して長く使っていただけるものを、オーダーメイドで販売することにしたのです。ただ、薄い層を何枚も重ねて高さを調節するといった考え方は、父から受け継いだ手づくりの〝玄関マット枕〟とまったく同じです。神奈川県相模原市の本店に加え、2017年には東京渋谷支店もオープンして、累計で6万個を販売しました。

——6万個も売れたとは、すごいですね。

おかげさまで、たいへん好評です。

もうひとつ、よい睡眠のために大事なことをお伝えしておきたいと思います。寝返りを打ちやすくするためには、枕だけではなく、布団などの床内環境を整えることも重要なのです。床内環境とは、掛け布団をかぶった内部のことを指します。

実は、枕や、先ほどもお話しした寝台（マットレスや敷き布団）のほかにも、スムーズな寝返りを阻害する要素がいくつかあって、なかでも重要なのが掛け布団なのです。

まず、掛け布団にカバーをかけると、このカバーが足にまとわりついて寝返りが打ちにくくなる。また、掛け布団の下に毛布をはさむのも、よくありません。掛け布団はカバーを外し、毛布を使うときは、掛け布団の上に重ねるようにしてください。これだけで、ずいぶん寝返りがしやすくなるはずです。

——ということは、パジャマなどの素材にも気をつけないといけないですね。シルクのようにすべりやすいものがいいのでしょうか。

そのとおりです。モコモコの起毛の生地やフリースの寝間着はやめたほうがいい。フードがついていたり、襟が分厚かったりするデザインも避けてください。

冬になると、「寒いから」と重ね着をする人もいますが、摩擦抵抗によって寝返りがしにくくなるのでお勧めできません。自由に動けないと、身体は余計に冷えるんです。薄着にして、掛けものもなるべく軽いものにするほうが、寝返りによって体液が循環し、身体が温まる。靴下をはいて寝るのも、靴下がひっかかって動きにくいので、逆に冷えてしまいます。

――わたしも冷え性ですが、「足が冷えるので、寝るときは靴下を履く」という女性は多いですよね。

そういう人こそ、靴下を脱いでほしい。寒がりのおばあちゃんに、「靴下を脱いでごらん。足が動きやすいから血流がよくなって、あったまるよ」と教えてあげると、「靴下を履かなくても寝られるようになった」と喜ばれます。

それから、パートナーやお子さん、ペットと一緒に寝ている人は、遠慮なく寝返りが打てるように、なるべく離れて寝てください。小さいお子さんと寝ているお母さんには、「二人のあいだにふとんで塀をつくって、お子さんが転がってこないようにしてください」とお伝えしています。見落とされがちですが、実は大事なことなのです。

——わたしも犬と寝ているので、寝返りは打ちにくいですね（笑）。それに、いつのまにか枕の真ん中を占拠されてしまって……。気がつくと、こちらが変な姿勢になっているんです。

犬も枕を使いますからね。できれば一緒に寝ないほうがいいと思いますよ。

まとめ

A 枕は日中に酷使した心身をリセットしてくれます

- 睡眠姿勢を整えて、日中に酷使した身体を寝ているあいだにリセット。枕を整えれば、一日の3分の1の時間をいい姿勢で過ごすことができて、疲れや痛みがとれる
- 睡眠姿勢は寝具によって決まる。一番重要なのが枕、次は適度な硬さの寝台。3番目は掛け布団を含めた床内環境。スムーズな寝返りを阻害しないために、掛け布団はカバーを外し、毛布は掛け布団の上に重ね、寝間着は軽くて薄いものを着用しよう

枕選びは「人生100年時代」の重要課題?

なんと、ロコモ予防の秘策は、枕だったとは!

考えてみれば、枕は、一日の3分の1という長い時間使うもの。しかも、毎日、毎晩、たぶん死ぬまで使い続けるのです。

良きにつけ悪しきにつけ、身体に影響があるのは当然なのに、その枕や睡眠時の姿勢について、医学的な研究はほとんど行われてこなかったとか。ロコモ全般と同様、長寿社会が到来し、運動器の不調が深刻化するまでは、枕の良し悪しなど、それほど真剣に考える必要もなかったのでしょう。

その証拠に、時代劇に出てくる枕は、高さのある台のような「箱枕」です。結った髪が崩れないよう首に当てるもので、寝心地が悪いばかりか、首筋も圧迫される。そんな、身体にも害がありそうな枕が、昭和の初期まで使われていたというのです。

なぜ昔の人は平気だったのか、山田朱織先生にうかがうと、「身体の柔軟性もあり、骨の変性もあまり起こっていないので、それほど苦しくなかったのでは？」との返事。当時の人は寿命が短く、運動器に支障が出る前に亡くなっていたのです。

つまり、枕選びを真剣に考えねばならなくなったのは、高齢化が進んでから。これもまた「人生１００年時代」に浮上した重要課題といえそうです。

父娘２代にわたって枕の重要性を訴えてきた山田先生。枕研究とその情報発信にかける情熱は比類なく、ある種の使命感さえ感じさせるほど。まさに枕の伝道師という呼び名にふさわしい。

感嘆したのは、わたしの身長や肩幅、頭の大きさなどを目視しただけで、最適な枕の高さを言い当てたことです。

「う〜ん、横向きだと7センチくらいかしら……」

経験則で、だいたいのところはわかるのだとか。

あとできちんと測ってもらったところ、確かに横向きは7センチ、上向きは6センチとの結果に！　寝返りの打ちやすさなどを総合的に判断して「6・5センチが妥当」ということになりましたが、その見立ての正確さに脱帽です。

「山田朱織枕研究所」備え付けのベッドに寝転び、高さ6・5センチの「整形外科枕」を試すと、確かに寝返りが打ちやすい。ほどよい弾力が寝返りを助けてくれることも実感しました。


ちなみに、ある枕専門店で計測してもらった結果は、「高さ8センチの枕が最適」でした。山田方式とは1・5センチも違うので、この差はかなり大きい。

山田先生に言わせれば「危険極まりない」ということになりそうですが、先生は、波形の低反発ウレタン枕やふわふわの羽根枕、あるいは中央がくぼんだ高機能枕といった、巷で人気の枕にも次々とダメ出しをするのです。

「枕は、肌触りなどの好き嫌いではなく、寝返りの打ちやすさを基準に選ぶ」。
この鉄則を、みなさんもぜひ頭に入れていただきたいと思います。

それにしても、山田先生が語る「枕の万能ぶり」には驚くべきものがありました。肩こり、腰痛、首や肩の痛みはもちろん、頭痛も改善。ロコモ予防だけでなく、首のヘルニアなどの治療にも有効だというのです。

一日のうちで寝ている時間はけっこう長い。正しい枕を使って寝れば、立っているときより姿勢がよくなり、運動器への負担も減る。睡眠も深くなり、自律神経のアンバランスによる身体の不調や、うつ、めまいなども改善するなど、いいことずくめです。

心身のさまざまな不調に効き、副作用の心配がない枕は、まさに魔法のような治療道具といえそうです。

メディアで紹介されることも多く、人気の高い山田先生の「整形外科枕」ですが、気になるお値段は、標準サイズが2万8000円、ワイドサイズが

3万3400円（ともに税込み、2018年現在）と少々お高い。ただし（極端な汗かきの人は例外として）通常は6年間使えるとのこと。つらい腰痛や頭痛がよくなるのなら、「その程度の出費はやむなし」と考える人が多いのでしょう。

また、枕以外の話で興味を引かれたのは、マットレスやシーツなど、床内環境に関すること。「低反発や高反発のマットレスにも問題がある」というのは、目からウロコの指摘でした。

あれ以来、テレビや新聞でマットレスの広告を見かけるたびに、複雑な気持ちになります。「腰痛が少しでもやわらげば」などとの思いで、こうしたマットレスに何万円、いや何十万円と投じた人たちが、いったいどれだけいることか……。睡眠姿勢に関する正しい情報が、広く世の中に伝わることを願わずにはいられません。

それに、知識があっても実行するかどうかは、また別問題で……。

たとえば、不肖わたくしの場合、枕の高さは手持ちのものを駆使して調節してみましたが、愛犬が寝返りのじゃまをすることに変わりはない。かといってベッドに上がるなと命じれば、ワンコが嘆き悲しむのは目に見えています。

至適睡眠姿勢をとるか、ワンコへの愛をとるか——バカバカしいと叱られるかもしれませんが、当人にとってこれは難しい選択です。

「枕は単なる寝具ではなく、有効な整形外科の治療道具である」

そんな山田先生の主張は、残念ながら現時点では、医学界の主流とは言い難いようです。

肩こり、首の痛みなどを感じたら、薬や注射、鍼灸、マッサージの前に、まず枕を整える。枕を調節して睡眠姿勢を整え、日中に酷使した心身をリセットすることが、何よりのロコモ予防になる。

それが〝常識〟になる日まで、「マクラ・エバンジェリスト」の多忙な日々は続くのでしょう。

おわりに

本文でも何度かふれたように、3年ほど前、わたしは交通事故に遭いました。

突然、寝たきりになり、身体の自由を奪われた日々のつらさは、今も忘れることができません。

上半身を起こすことも、寝返りを打つことも、トイレに行くこともももちろんできない身の情けなさ、そして口惜しさ……。

2週間後に尿のカテーテルが抜けたときは、「やっと人間に戻れた……」と思ったものです。

だから、高齢者の方が「寝たきりにはなりたくない。シモのお世話をされるなんてイヤ。ピンピンコロリで逝きたい」とおっしゃる気持ちがよくわかる。できるなら、わたしだってあんな思いは二度としたくありません。

そのための自衛策として何ができるのか、何をすれば効果があるのか。

本書では、誰もが知りたいこうした質問に対する〝答え〟をご紹介しました。

自分の足でいつまでも歩ける、つまり、ロコモにならないことが、「ピンピンコロリで大往生」の極意です。

「介護が必要となる最大の原因がロコモ」だというのに、ロコモ対策を真剣に考えている人は少ないとか。

人生100年の時代に、それではあまりに無防備です。

加齢によって衰える関節や筋肉をいかに長持ちさせ、100歳まで元気に歩ける身体を維持するか――そのために必要な最新の知識、いわば「転ばぬ先の杖」となる「転ばぬ先の知恵」を授けてほしい。

そんな本書の趣旨に賛同し、お忙しいなか時間を割いてくださった大江隆史先生、田中尚喜先生、木寺英史先生、光野有次先生、そして山田朱織先生に、改めてお礼を申し上げます。

先生方が教えてくださった、専門家だけが知る〝新常識〟は、（大腿骨頸部の骨折によって）

股関節の可動域が狭くなり、ロコモがはじまったわたしにとっても、たいへん参考になるものでした。

傍目にはすっかり回復し、問題なく生活しているように見えても、実際のところは違います。

走れない、重い物を持って歩けないのは言わずもがな、靴を履くのに手間取る、足の爪が上手に切れないなど、もどかしいことばかりで……。自分の身体がこんなふうになるとは、事故前には、想像すらできませんでした。

でも、そんな自分だからこそお伝えできることがあるはず。

同じように身体のどこかに不具合があり、漠然とした不安を抱えているロコモ初期&予備群の方々に、ほんとうに役に立つ情報を届けたい。

そんな思いで本書をまとめたのです。

とはいえ、ロコモは誰にとっても他人事ではありません。

今は健康で、ロコモの怖さがピンとこないという方も、いつかそのうち、足腰に自信がなくなるときが来る。どこかに痛みが出て慌てる前に、早め早めのロコモ対策をお勧めしたいと思います。

なお、本書の出版に当たっては、たくさんの方々にご尽力をいただきました。とりわけ、編集を担当してくださった阿部佳代子さん、そして桂木栄一さんをはじめとするプレジデント社のみなさんにはお世話になりました。深く感謝いたします。

あの事故と苦しいリハビリ体験がなければ、本書の企画は生まれませんでした。

この本が、読者のみなさんの健康長寿や、ロコモティブシンドローム啓発活動の一助になれば、これ以上のよろこびはありません。「災い転じて福となす」ことを祈りつつ、筆を擱きます。

かじやますみこ

2018年7月

取材協力者

大江隆史（おおえ・たかし）氏

NTT東日本関東病院院長補佐（手術部長）・整形外科部長
ロコモ チャレンジ！推進協議会委員長

1960年、京都府生まれ。85年、東京大学医学部医学科卒業後、東京大学整形外科医局入局。茨城県立中央病院、国保旭中央病院、静岡厚生病院、焼津市立病院を経て92年、東京大学医学部附属病院文部教官助手、94年、東京大学整形外科医局長。95年、医療法人社団蛍水会名戸ヶ谷病院整形外科部長。2004年より東京大学医学部整形外科非常勤講師。後進の指導と臨床に携わりながら、患者にロコモティブシンドロームについての啓蒙を続けている。10年、ロコモ チャレンジ！推進協議会*の設立とともに副委員長、14年より委員長。15年より現職。最新著作に『相撲トレ　1日2分で一生自分の足で歩ける！』（SBクリエイティブ）がある。

＊ロコモ チャレンジ！推進協議会
筋肉、骨、関節、軟骨、椎間板といった運動器の障害のために移動機能の低下をきたし、進行すると日常生活にも支障が生じて介護が必要になるリスクが高まる状態を「ロコモティブシンドローム（略称：ロコモ、和名：運動器症候群）」という。2007年、日本整形外科学会は人類が経験したことのない超高齢社会・日本の未来を見据え、ロコモという概念を提唱した。10年、日本整形外科学会と博報堂は、ロコモティブシンドロームを、医療・企業・行政の枠を超えて社会的に取り組むテーマであると考え、広くロコモを啓発し、ロコモに負けない社会をつくることを目的に、ロコモ チャレンジ！推進協議会を立ち上げ、ロコモの認知度・予防意識向上を目指してさまざまな啓発活動を行っている。
ロコモ チャレンジ！ WEBサイト　https://locomo-joa.jp/

田中尚喜（たなか・なおき）氏

理学療法士（運動器専門理学療法士）
JCHO東京新宿メディカルセンターリハビリテーション室リハビリテーション士長

1969年、青森県生まれ。87年、岩手リハビリテーション学院卒業後、89年、東京厚生年金病院（現・JCHO東京新宿メディカルセンター）リハビリテーション室勤務。94年、ローマ世界水泳選手権日本選手団チームトレーナーとして帯同。98年、法政大学第二経済学部卒業。2005年、技師長、14年より現職。著書『百歳まで歩く　正しく歩けば寿命は延びる！』（幻冬舎文庫）は累計20万部を超えるロングセラーとなる。その他『楽しく踊って、一生介護いらず！ 介護予防のための7つのダンス・エクササイズ』（講談社）、『腰痛をすっきり治すコツがわかる本』監修（永岡書店）、『腰痛・下肢痛のための靴選びガイド　からだにあった正しい靴を履いていますか？』（日本医事新報社）、『変形性股関節症の運動・生活ガイド　運動療法と日常生活動作の手引き』編集（日本医事新報社）など編著書多数。最新著作は『図解　百歳まで歩く』（幻冬舎）。

取材協力者

木寺英史（きでら・えいし）氏

九州共立大学スポーツ学部教授、なみあし身体研究所代表

1958年、熊本県生まれ。83年、筑波大学体育専門学群卒業後、福岡県広川町立広川中学校教諭、同上陽町立北川内中学校教諭を経て、91年、国立久留米工業高等専門学校講師、2007年、同准教授。09年、独立行政法人国立専門学校機構 奈良工業高等専門学校一般教科准教授を経て、12年より現職。13年、大阪教育大学大学院教育学研究科健康科学専攻修了。なみあし身体研究所/動作改善普及センター*代表。「二軸理論」をはじめとした合理的身体操作を提唱し、スポーツや武道における先進的な動作研究者として活躍中。『本当のナンバ 常歩』（スキージャーナル）、『錯覚のスポーツ身体学』（東京堂出版）、『間違いだらけのウォーキング 歩き方を変えれば痛みが取れる』（実業之日本社）、『健康で長生きしたけりゃ、膝は伸ばさず歩きなさい。』（東邦出版）、『要は「足首から下」足についての本当の知識』監修（実業之日本社）など著書多数。

*なみあし身体研究所/動作改善普及センター　http://www.namiashi.net/

光野有次（みつの・ゆうじ）氏

シーティングエンジニア、工業デザイナー、でく工房取締役会長

1949年、長崎県生まれ。72年、金沢美術工芸大学卒業後、日立製作所デザイン研究所に勤務。74年、でく工房*設立。83年、重症心身障害児施設勤務。85年、スウェーデンで福祉用具と社会福祉システムの調査研究。88年、「ハンディを持つ人の食器・椅子から建物・街づくりまで」を仕事の領域として、無限工房設立（2012年、役職を辞任）。03年、パンテーラ・ジャパン設立（14年、役職を辞任）。11年より現職。『生きるための道具づくり』（晶文社）、『バリアフリーをつくる』（岩波新書）、『みんなでつくるバリアフリー』（岩波ジュニア新書）、『シーティング入門　座位姿勢評価から車いす適合調整まで』共著（中央法規出版）、『進化する車椅子パンテーラ』（はる書房）、『生活づくりのシーティング』共著（雲母書房）、『寝かせきりにしない！「坐り」ケアの実践』共著（ヒポ・サイエンス出版）など多数の著書がある。

*でく工房　http://www.deku-kobo.com/

取材協力者

山田朱織（やまだ・しゅおり）氏

16号整形外科院長、山田朱織枕研究所代表、マクラ・エバンジェリスト

1964年、東京都生まれ。89年、東京女子医科大学卒業。2003年医学博士取得。同大学整形外科教室、附属第二病院、亀田総合病院（千葉県鴨川市）、成瀬整形外科（東京都町田市）を経て現職。00年より昭和大学第一解剖にて嗅覚の脳高次機能のMRI研究。同大学位取得。整形外科診療に嗅覚を応用した治療であるアロマセラピーを導入し統合医療を目指す。03年に睡眠姿勢の研究および整形外科枕開発のため研究所設立。大学工学部、医学部と共同研究し、頸椎疾患、姿勢異常（円背）、関節リウマチ、睡眠時無呼吸症候群など特殊疾患の睡眠姿勢の研究をすすめる。現在は、自律制御枕デバイスの研究開発を行う。全国の整形外科医と共同研究ネットワーク「睡眠姿勢研究会」を立ち上げて活動中。『肩こり・頭痛・腰痛・うつが治る「枕革命」』（講談社）、『1日10秒から始める骨格メンテナンス　ネックササイズ』（ワニブックス）、『頸椎症、首こり、肩こりに！山田朱織のオリジナル首枕plus』（主婦の友社）、『腰痛、猫背、坐骨神経痛に！山田朱織のオリジナル腰枕』（主婦の友社）、『首姿勢を変えると痛みが消える』（フォレスト出版）、『睡眠姿勢首姿勢を正す！体操de快眠』（ベースボール・マガジン社）など著書多数。

16号整形外科　http://www.r16-seikei.jp/
山田朱織枕研究所　https://makura.co.jp/

著者略歴

かじやますみこ（梶山寿子）

ノンフィクション作家

神戸大学文学部卒業。ニューヨーク大学大学院で修士号取得。経営者、アーティストなどの評伝のほか、ソーシャルビジネス、女性の生き方・働き方、教育など幅広いテーマに取り組む。書評家、放送作家、翻訳家としても活動中。主著に『トップ・プロデューサーの仕事術』『鈴木敏夫のジブリマジック』（日経ビジネス人文庫）、『紀州のエジソンの女房』（中央公論新社）、『35歳までに知っておきたい最幸の働き方』（ディスカヴァー・トゥエンティワン）、『そこに音楽があった　楽都仙台と東日本大震災』（文藝春秋）など。リハビリ体験をもとにした著作に『長く働けるからだをつくる　ビジネススキルより大切な「立つ」「歩く」「坐る」のキホン』（インプレス）がある。

寝たきりにならない方法教えます

人生100年、自分の足で歩く

2018年8月15日　第1刷発行

著者　かじやますみこ
発行者　長坂嘉昭
発行所　株式会社プレジデント社
〒102-8641　東京都千代田区平河町2-16-1
平河町森タワー13階
編集（03）3237-3732　販売（03）3237-3731
https://www.president.co.jp/
編集　阿部佳代子
制作　関 結香
装丁　草薙伸行（Planet Plan Design Works）
本文DTP　蛭田典子（Planet Plan Design Works）
イラスト　丸山一葉
販売　桂木栄一　高橋 徹　川井田美景　森田 巌
遠藤真知子　末吉秀樹
印刷・製本　中央精版印刷株式会社

　ISBN978-4-8334-2290-1
Printed in Japan